大丈夫！何とかなります 肝機能は改善できる

主婦の友社

はじめに

「食べる量はさほど増えているとは思えないのに、最近おなかがぽっこりとしてきた」「若い頃よりお酒が弱くなってあまり飲めない」「酔うのが早くなって、お酒も抜けにくくなった気がする」

そんな体の変化を感じ始めるのが、30代、40代です。

昔と比べると栄養状態、衛生状態など環境も格段によくなったせいか、最近は「実年齢マイナス10歳」ぐらいの見た目、つまり実年齢よりも若く見える人が増えていると言います。しかし見た目は若くても、体の中はどうでしょう?

おいしい食べ物や飲み物があふれ、どんどん便利になり日常生活では体を動かす機会が減っています。飽食＋運動不足は、肝臓に大きな負担をかけます。その証拠に、近年の日本では脂肪肝になる人が増えています。脂肪肝から脂肪性肝炎、肝硬変、さらには肝がんへと移行する人も、実は増加しています。

しかし肝臓は非常に我慢強い臓器で、病気が進行しないうちは、目立った症状が現れません。そのため健康診断で指摘されて、「えっ、肝臓がよくないの？」と気づく人がほとんどです。健康診断で何らかの異常を指摘されたのに、今まで通りの生活を続けていたら、深刻な肝臓病を発症するのは間違いありません。

また肝臓病の多くはウイルス性ですが、生活習慣を見直して、肝臓の健康を維持していれば、ウイルス性の肝臓病にもなりにくいでしょう。

肝臓は全身の健康を維持するため、要《かなめ》となる臓器です。

本書では肝臓の健康に大きく関わる「お酒」と「食事」を中心に、「どんなふうに飲めばいいのか」「何を、どう食べればいいのか」、見直しのポイントをわかりやすく説明しました。肝臓をいたわる生活のヒントとして、お役立てください。

主婦の友社

目次

第1章

肝臓って、何をする臓器? 肝機能が低下すると、どうなる?

第2章

飲む量や飲み方に気をつければ禁酒しなくても、肝臓の健康は保てる

第3章

肝臓をいたわる食べ方と肝機能低下が気になる人におすすめの食材

第4章

肝臓の健康を守り 肝機能の数値を改善する日常生活のコツ

第 1 章

肝臓って、何をする臓器？
肝機能が低下すると、
どうなる？

肝臓の老化は思っている以上に早く、30代から、その働きは衰えてくる！

◆人間ドックや健診で一番引っかかるのが、肝臓

「肝臓は沈黙の臓器である」。そんな言葉を聞いたことがある人も多いでしょう。つまり、よほどその状態が悪くならないとつらい自覚症状が現れないのが肝臓の病気の大きな特徴。しかし人間ドックで、肝臓の異常（肝機能異常）を指摘される人の数はとても多いのです。とくに**男性に限っていえば、人間ドックや健康診断で一番引っかかる人の多い項目が肝臓。**そしてその数は年々増え続けています。

〝肝臓を悪くするのは、大酒飲みのおじさん〟。そんなふうに思っていませんか？　しかし男性の場合は、30代から要注意！

あとでくわしく説明しますが、スナック菓子や甘い物、脂っこい物を食べたり、清涼飲料水を飲んだりという食生活は肥満を招きます。そして**太りだしてくる年齢と肝機能が悪くなる年齢は、実はほぼ一緒**なのです。

「20代の頃は、何を食べても大丈夫だったのに、30代に入ったら、おなかがポッコリとしてきた」「体が重くなってきた」という自覚のある人は、ぜひ肝臓の検査を受けてください。

検査をすると、**35歳を超えた男性の30％以上に肝機能障害が見つかります。そしてそのほとんどが肥満と大きく関係する脂肪肝**です。

30代に入って食欲が落ちたり、疲れやすくなったりしても、「若い頃とは違って当たり前」「最近、忙しいから」と片づけがちです。しかし、もしかしたらそれは肝臓からの大事なサインかもしれません。どんな病気でも早期発見・早期治療が大事なように、肝臓も〝やや疲れぎみ〟の段階で、ぜひきちんと対処してほしいと思います。

そもそも肝臓って、どんな働きをしているの？

◆常に、500種以上の機能を同時に果たすスーパー臓器

肝臓に右の肋骨の内側あたりにあります。内臓の中で最も大きく、成人で1・0〜1・6kgもの重さがあります。これは体重の約50分の1にあたり、脳よりも重いのです。そして肝臓には3000億個もの肝細胞があり、肝細胞の中で働く酵素は2000種以上にも上ります。

ではそんなたくさんの細胞や酵素を持つ肝臓は何をしているのでしょう？　簡単に言えば**肝臓の役割は「体の総合化学工場」で、常時500種以上の複雑な機能を同時にこなしています。**そして、そのいずれもが生命を維持するために大切な働きです。だから**肝臓が元気であることは、すべての臓器、器官にとって非常**

に重要なのです。

肝臓の役割は複雑ですが、「代謝」「解毒」「胆汁の分泌」の3つが非常に重要なもの。次ページからは、その3つの働きについてくわしく説明しましょう。

肝臓の位置と大きさ

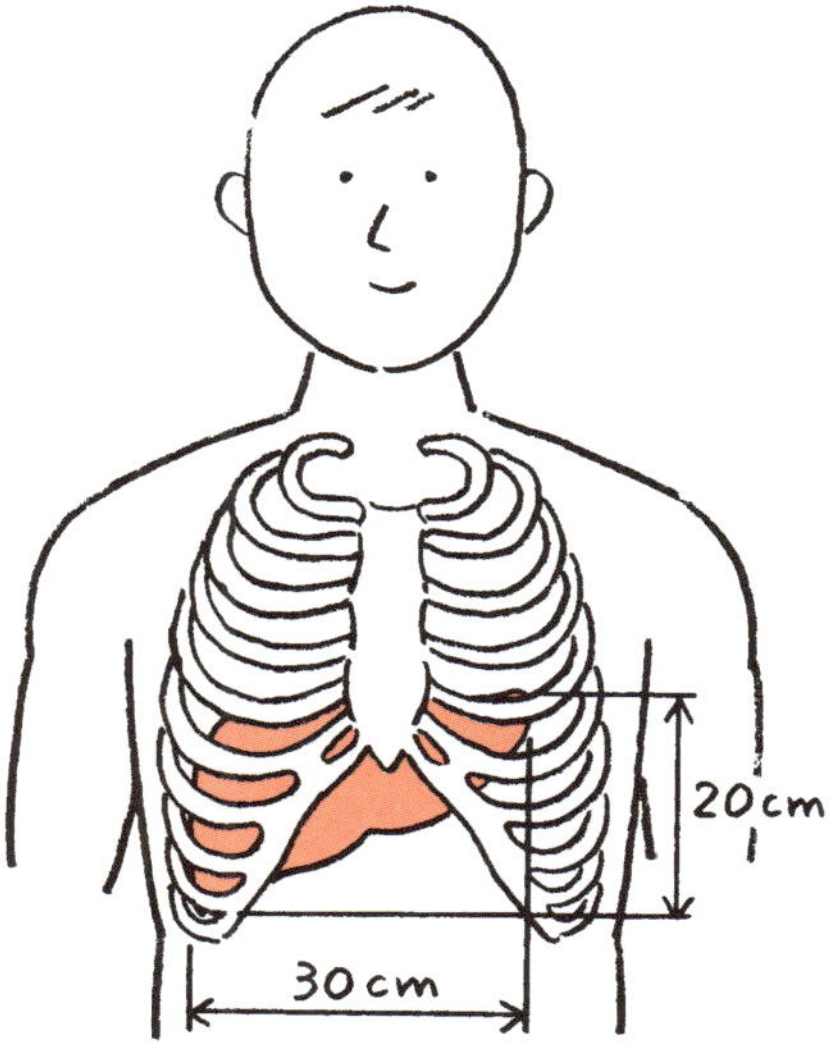

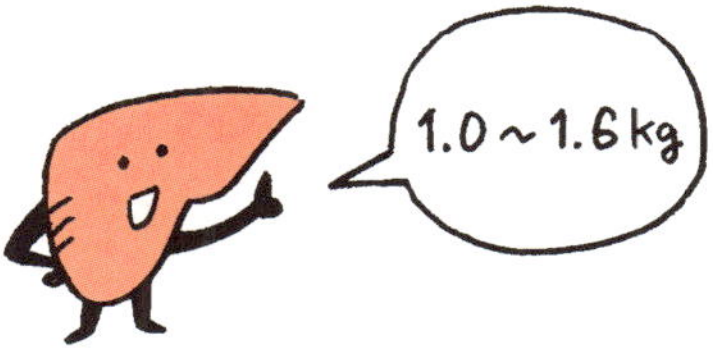

肝臓の大切な働き　その1
栄養の代謝

◆食事で摂った栄養を、利用しやすいように作り変える

どんなに栄養価の高い食べ物を食べても、食事で摂った食べ物は、そのままの形では利用できません。食べ物はまず胃や腸で消化・吸収され、肝臓に運ばれます。そして肝臓内で、生命を維持するために必要な物質に作り変えられます。これを「代謝」といいます。

炭水化物（糖質）、脂質、たんぱく質といった三大栄養素を始め、さまざまな物質の代謝を担当するのが、肝臓です。つまり**肝臓が、食べ物を体が利用しやすい形に変化させる**のです。

たとえばごはんなどの炭水化物を摂ると、肝臓はグリコーゲンに変えて貯蔵し

肝臓で行われる３大栄養素の代謝

	炭水化物	たんぱく質	脂質
	穀類、いも類など 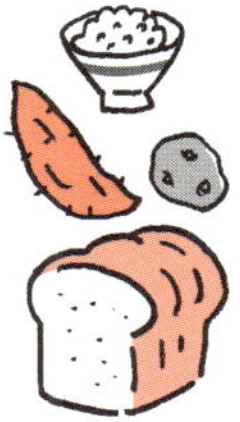	魚介、肉、卵、大豆など 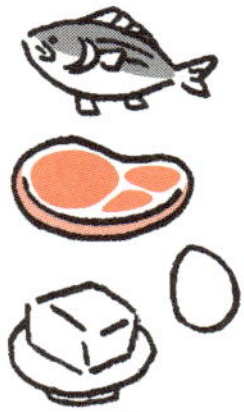	バター、植物油、肉の脂身など 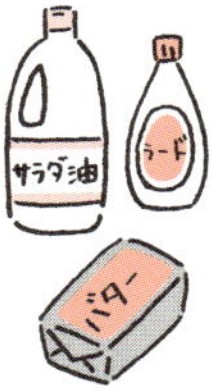
小腸	ブドウ糖に分解	アミノ酸に分解	脂肪酸、グリセロールに分解
肝臓	グリコーゲンに変えて貯蔵	体に必要なたんぱく質に合成	コレステロール、中性脂肪、リン脂質に合成
臓器・組織	エネルギー源として利用	筋肉、臓器などの材料として利用	細胞膜などの材料として利用

ます。マラソン選手が42・195キロもの長距離を、何も食べずに走れるのは、肝臓に貯えられているグリコーゲンをブドウ糖に変えて、せっせと筋肉に補給しているからです。

肝臓の代謝機能が落ちると、脂肪肝（24ページ参照）になります。

肝臓の大切な働き　その2
有害な物質の解毒

◆解毒作用が追いつかないと、不調が現れます

私たちは、体にとって必要な栄養を摂るために食事をするわけですが、食べ物と一緒に体内には余計なものも入り込んできます。余計なものとは、**野菜についた農薬、加工食品に含まれる着色料や保存料といった食品添加物などです。これらの有害な物質を、無害な物質に変化させる働きをするのも肝臓の役目**です。

たとえばアルコールを例にとって、説明しましょう。

飲酒で体内に入ったアルコールは肝臓のアルコール脱水素酵素（ＡＤＨ）によって分解され、「アセトアルデヒド」になります。「アセトアルデヒド」はアルコールよりも、毒性の強い物質！　脳に悪影響を与え、悪酔いや二日酔いを招きま

肝臓のアルコール分解の仕方

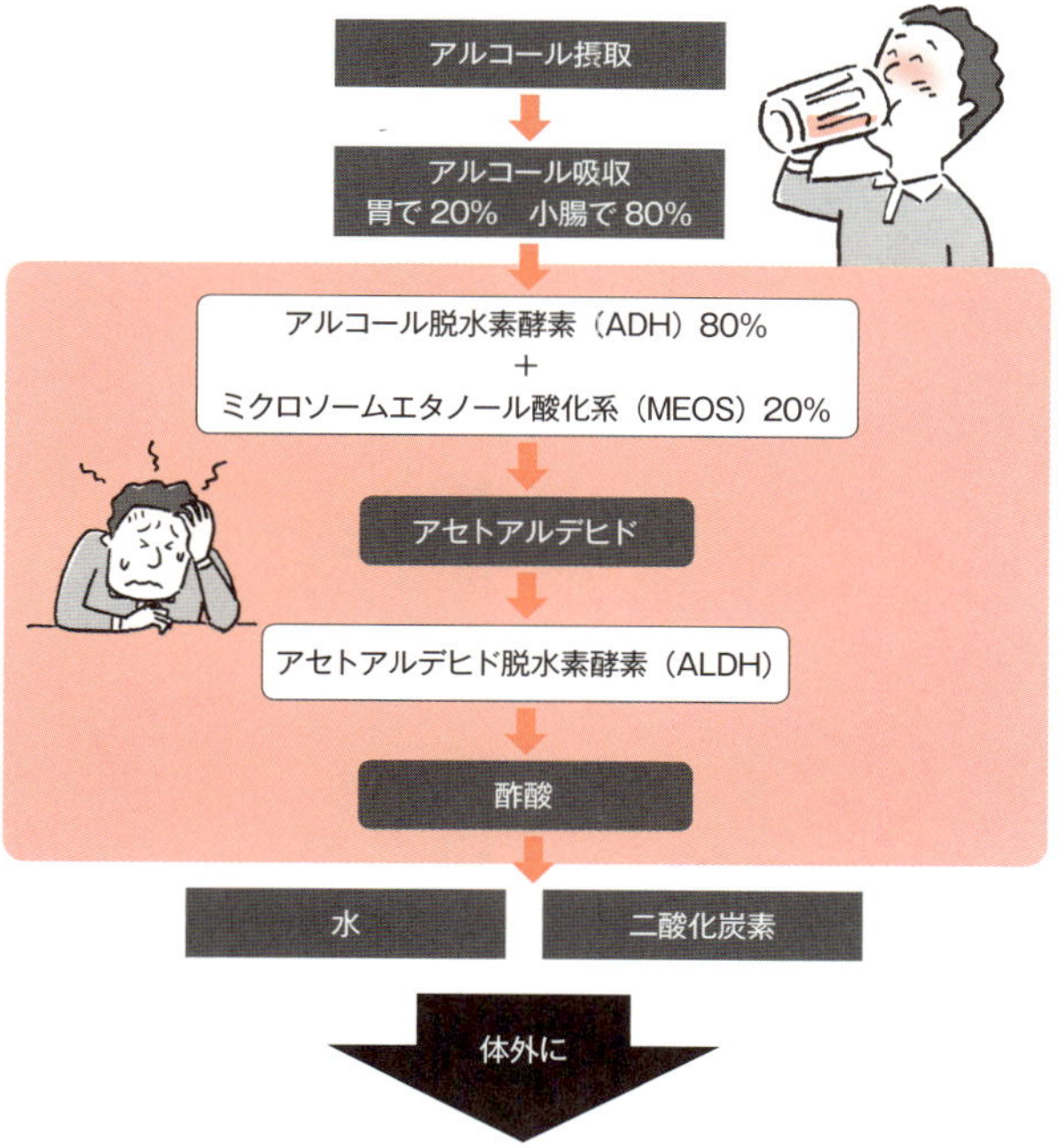

す。しかしアセトアルデヒド脱水素酵素の働きで、素早く酢酸や、水と二酸化炭素に分解されて、体外に排出されます。飲み過ぎた翌日に二日酔いが残ってしまうのは、肝臓の解毒作用が追いつかず、アセトアルデヒドが残っているからです。

肝臓の大切な働き　その3
胆汁を分泌する

◆脂質の消化・吸収や不要物の排出をサポート

肝臓にある肝細胞では、1日に約600〜1000㎖の胆汁という消化液が作られています。**食べ物の中に含まれる脂肪を消化・吸収するときに大きな役割を果たすのが、この胆汁**です。胆汁の主成分は胆汁酸とビリルビン（黄褐色をした胆汁色素）です。

私たちが食事で摂った食べ物が十二指腸まで運ばれると、胆汁が分泌されます。胆汁に消化酵素は含まれていません。しかし胆汁の中にある胆汁酸が小腸で脂質を乳化して、消化酵素（すい液に含まれるリパーゼ）の働きをサポートするのです。

胆汁の流れ

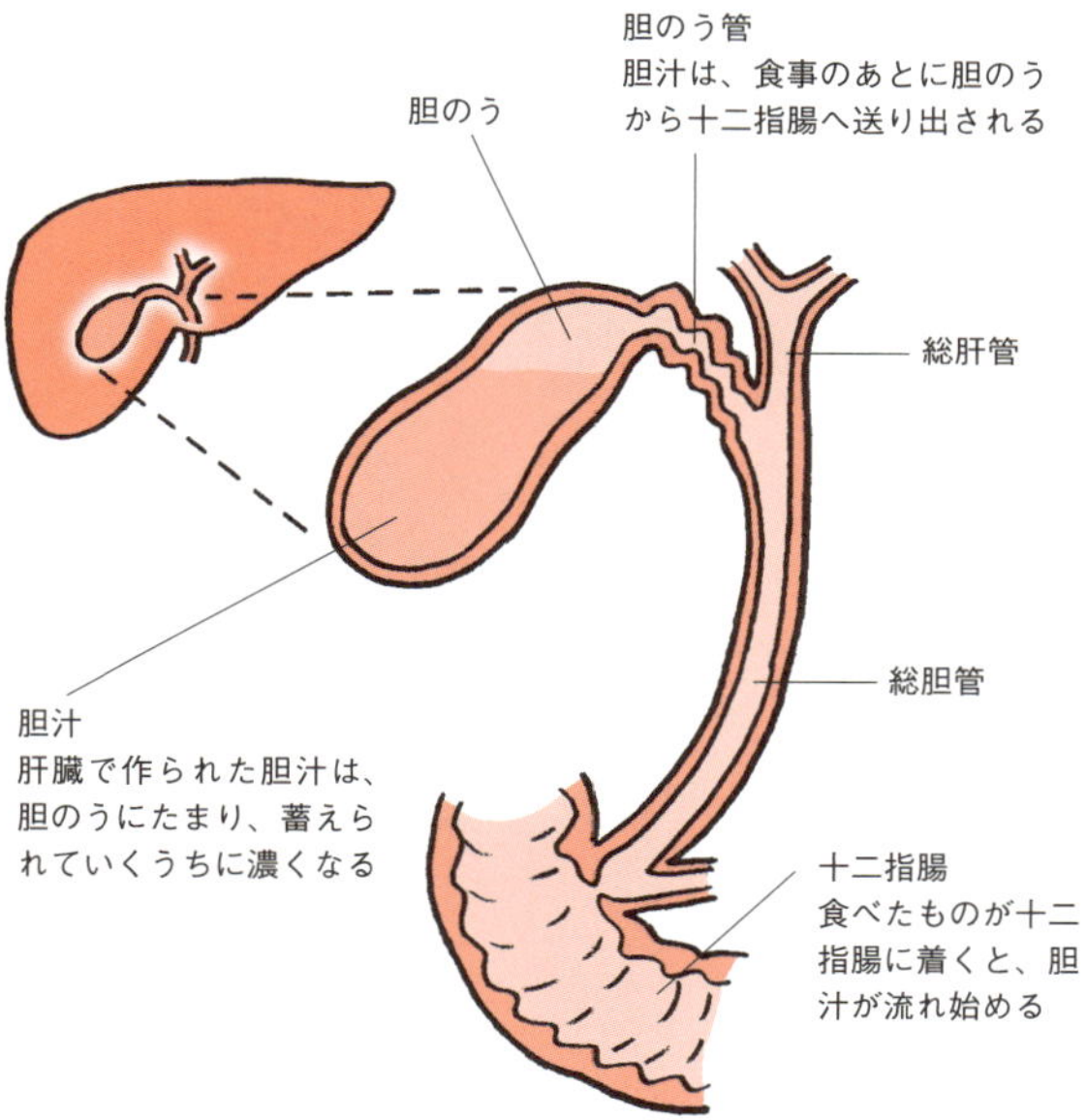
胆のう管
胆汁は、食事のあとに胆のうから十二指腸へ送り出される
胆のう
総肝管
総胆管
胆汁
肝臓で作られた胆汁は、胆のうにたまり、蓄えられていくうちに濃くなる
十二指腸
食べたものが十二指腸に着くと、胆汁が流れ始める

また**胆汁には不要物を排出する働き**もあります。

血液中の不要な水溶性物質は、尿として体外に排出できます。しかし**水に溶けない物質（脂溶性）は肝臓で胆汁という形にして、腸に排出し、便と一緒に体外に出す**のです。便の色は胆汁色素のビリルビンの色。肝臓の調子が悪くなると、便の色が白っぽくなります。

肝臓が悪くなると、どんな症状が現れる?

◆だるい、食欲不振、むくみなど、自覚症状はささい

体にとって非常に大事な働きをする肝臓ですが、驚くべきことに、肝臓には神経が通っていません。ですから**多少のダメージが加わっても、不快感や痛みなどの自覚症状が現れにくい**のです。

肝臓には3000億個の肝細胞がありますが、すべての細胞が常にフル稼働しているのではありません。たとえば「肝細胞が部分的に破壊されてしまう」など、万一の事態に備えて、余力を持って働いているのです。

また肝臓には、驚異的な再生力があります。**病気などによって肝臓の70%を切り取っても、再生**してしまうのです。他の臓器と比較すると並外れた予備能力、

再生能力があることは健康な状態を保つという意味では、素晴らしいメリットですが、それゆえに肝臓の病気になっても気づきにくいもの。**「何か、おかしい」と体調の変化を感じたときには、すでに肝臓の病気が進んでいるということも珍しくありません。**

肝臓の病気で現れる自覚症状は、「体がだるい」「食欲がない」「おなかが張る」「体がむくむ」などささいな変化です。これらの症状は、肝臓の病気でなくてもよく感じる不調。そのため「最近、仕事が忙しかったからな」と、あまり気に留めない人も多いでしょう。

しかし前にも説明したように、35歳以上の男性の30％以上が何らかの肝臓トラブルを抱えているもの。とくに30代になって太り始めたという人、お酒好きな人は要注意！　**自覚症状があってもなくても、30代に入ったら定期的に肝臓の状態をチェック**しましょう。

肝臓の病気はいろいろある。アルコールによるものは約20％

◆10％は肥満が関わる脂肪肝、多いのはウイルス性

肝臓の病気にもいろいろあります。一番多いのはウイルス性肝炎で全体の70％を占めます。おおまかにいうと、残りの20％がアルコールによるもの、10％が脂肪肝によるものです。

ウイルス性肝炎はA型、B型、

キャリア化の可能性	予防ワクチン	肝がんに移行する可能性
キャリア化しない	ある	移行しない
キャリア化する（キャリア人口は日本人の1～2%）	ある	移行する
キャリア化する（日本人の50歳以上のキャリア人口は約3%）	ない	移行する
キャリア化する	ない	移行する
まれにキャリア化する	ない	移行しない

C型、D型、E型の5種があります。とくに多いのがB型とC型ですが、最近は予防法が確立されています。B型肝炎の主な原因は母子感染ですが、乳児への予防接種でほとんどが防げるように。またC型肝炎は感染原因の輸血用血液に厳しい検査が行われるようになり、1992年以降、輸血による感染はほとんど見られなくなりました。

ウイルス性肝炎の種類と特徴

	感染経路	発病しやすい年齢	劇症化の可能性	慢性化の可能性
A型肝炎	経口感染（ウイルスに汚染された生水、生の魚介などを口にする）	全年齢層（とくに子どもや海外旅行者）	まれ。腎不全の合併もある	慢性化しない
B型肝炎	血液や体液を介して（輸血・性交渉・母子感染）	青年	ある	成人の初感染では一部が慢性化（＊2）。3歳以下で感染すると慢性化することもある
C型肝炎	血液を介して（輸血による感染が多い。性交渉による感染は少ない）	青年から中年	きわめてまれ	慢性化しやすい（約60%の人が慢性化）
D型肝炎（日本には少ない）	血液を介して（＊1）	青年（とくにB型キャリア）	まれ	慢性化することがある
E型肝炎（日本にはほとんどない）	経口感染（ウイルスに汚染された生の豚や鹿、イノシシの肉などを口にする）	全年齢層	まれ（妊婦に多い）	慢性化しない

＊1：B型肝炎ウイルスとの同時感染か、B型肝炎ウイルスキャリアへの重複感染のみ
＊2：遺伝子型A型のB型肝炎ウイルスに感染した場合

肝臓にべっとり脂肪がたまる脂肪肝は成人男性の30～35％に

◆食べ過ぎ、飲み過ぎ、極端な運動不足だとなりやすい

脂肪肝というのはその名の通り、肝臓に脂肪（中性脂肪）がたまった状態です。**健康診断や人間ドックでの調査によると、成人男性の30～35％、成人女性の10～15％に脂肪肝が認められた**という報告もあります。脂肪肝を軽く考えている人もいますが、立派な病気で、肝硬変への入り口といっても過言ではありません。

脂肪肝の原因は〝アルコールによるもの〟と〝アルコールによらないもの（非アルコール性）〟に分けられます。

肝臓は食事で摂った糖質や脂質から中性脂肪を作り、エネルギー源として体の各所に供給します。消費されずに余った中性脂肪は、肝臓に蓄えられます。健康

脂肪肝の原因

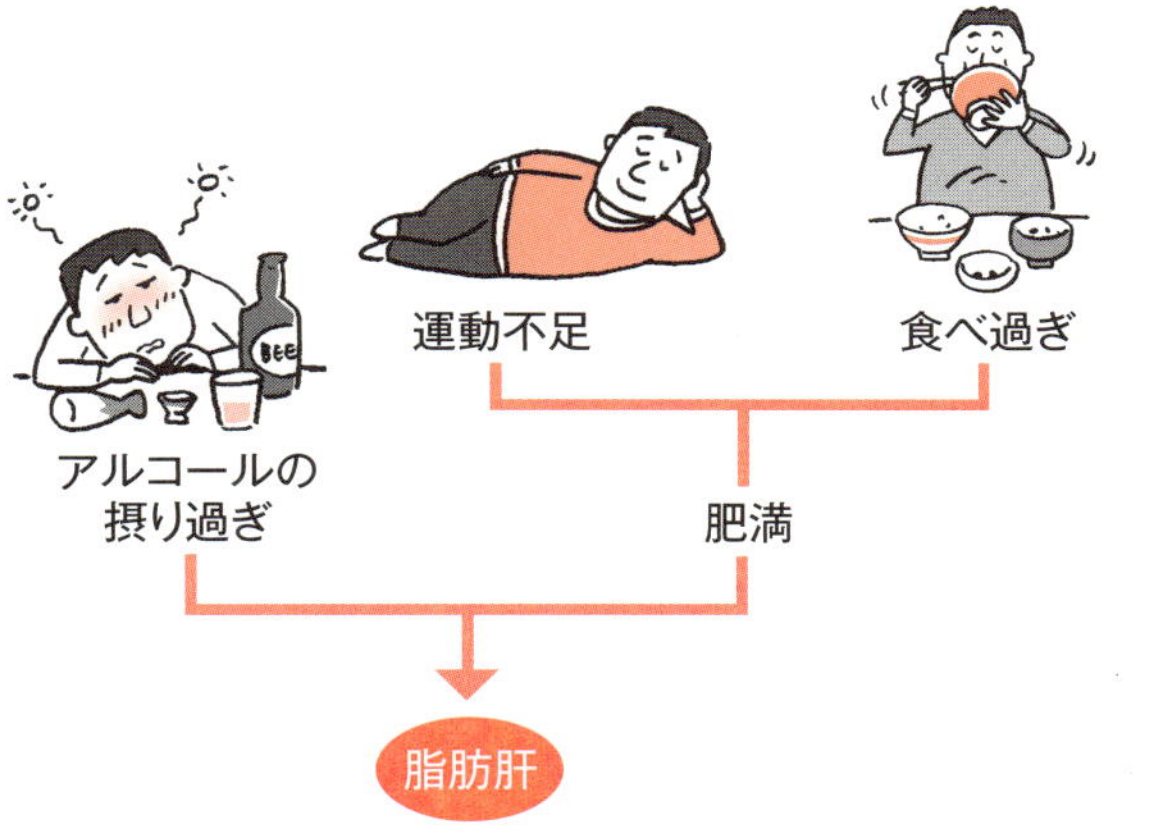

な状態であれば、肝細胞に蓄えられる中性脂肪は5％以下。**中性脂肪が増えすぎて、30％以上貯まっている状態を脂肪肝**と言います。

脂肪肝になる一番の原因は食べ過ぎ、飲み過ぎによる肥満です。また決まった時間に食事を摂らない、間食をよくするなど、**食事の量には問題がなくても、摂り方に問題がある場合も脂肪肝を招きます。**急激なダイエット、極端な運動不足で脂肪肝になることも。**人によっては「やせているのに脂肪肝」ということも**あるでしょう。

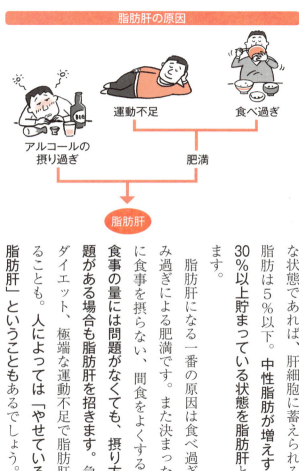

◆脂肪肝を治療・改善するための基本は食事と運動

脂肪肝になると、中性脂肪がたまりすぎてふくらんだ肝細胞が、肝臓内の血管などを圧迫して、血流障害を起こします。すると血液や栄養がうまく運ばれないため、肝機能が低下。それが悪化すると、肝細胞が死んで肝臓が硬くなる肝硬変という大きな病気を招きます。

脂肪肝を治療・改善するための基本は食事療法です。また運動でエネルギーを消費するのも有効です。アルコール性脂肪肝の場合は禁酒が最大の治療法。

しかし最近、**お酒はほとんど飲まないのに、脂肪肝になる人が増えています。**これを非アルコール性脂肪性肝炎（ＮＡＳＨ）といい、中年以降の女性に多く、10年後には1～2割の人が肝硬変に移行するといわれています。ＮＡＳＨの決定的な原因はわかっていません。しかしその改善には、やはり食事療法や運動療法が有効だとされています。

◆血糖値が高い人は、脂肪肝の可能性が！

脂肪肝になっても、痛みや違和感などの自覚症状はまずありません。しかし超音波検査を受ければ、その7割以上が判定できます。

「よく食べるほうだ」「生活が不規則で、食事の時間がバラバラ」「お酒が好き」「ほとんど運動をしない」「最近、太ってきた」「ダイエットをして急激にやせた」人は、33ページのセルフチェックをやってみるとよいでしょう。

また**高血糖になっている人も、要注意！**　血糖値が高い人、糖尿病の人は肝臓にも中性脂肪がたっぷりたまっている可能性があります（「糖尿病との関係」についてでは、36ページでくわしく説明しています）。

最近増えている アルコール性肝障害

◆お酒を飲み続けることで、さまざまな病気が発症

アルコール性の肝障害には、**「アルコール性脂肪肝」「アルコール性肝線維症」「アルコール性肝炎」「アルコール性肝硬変」**などがあります。

アルコール性脂肪肝は、アルコール摂取により中性脂肪が肝臓に蓄積した状態。人によっては、この中性脂肪の蓄積からアルコール性肝線維症、肝硬変へと進むこともあります。

アルコールの毒性物質（アセトアルデヒド）や、肝臓に蓄積した中性脂肪が原因で、肝細胞の周囲が線維化するのがアルコール性肝線維症。普段からお酒を飲む習慣のある人が、大量のお酒を飲み続けて急激に肝細胞が壊れて起こるのが、

アルコール性肝炎です。また肝炎ウイルスに感染している人が飲酒することで、アルコール性肝炎になる例も少なくありません。

肝臓はもともとやわらかな臓器ですが、アルコールの影響で肝細胞の破壊と再生を繰り返すうちに、肝細胞の周囲の線維化が進んで肝臓が硬くなり、その機能がきわめて悪くなった状態がアルコール性肝硬変。黄疸《おうだん》や肝性脳症、食道動脈瘤《りゅう》破裂などを伴うことも多く、肝がんを合併することもあります。

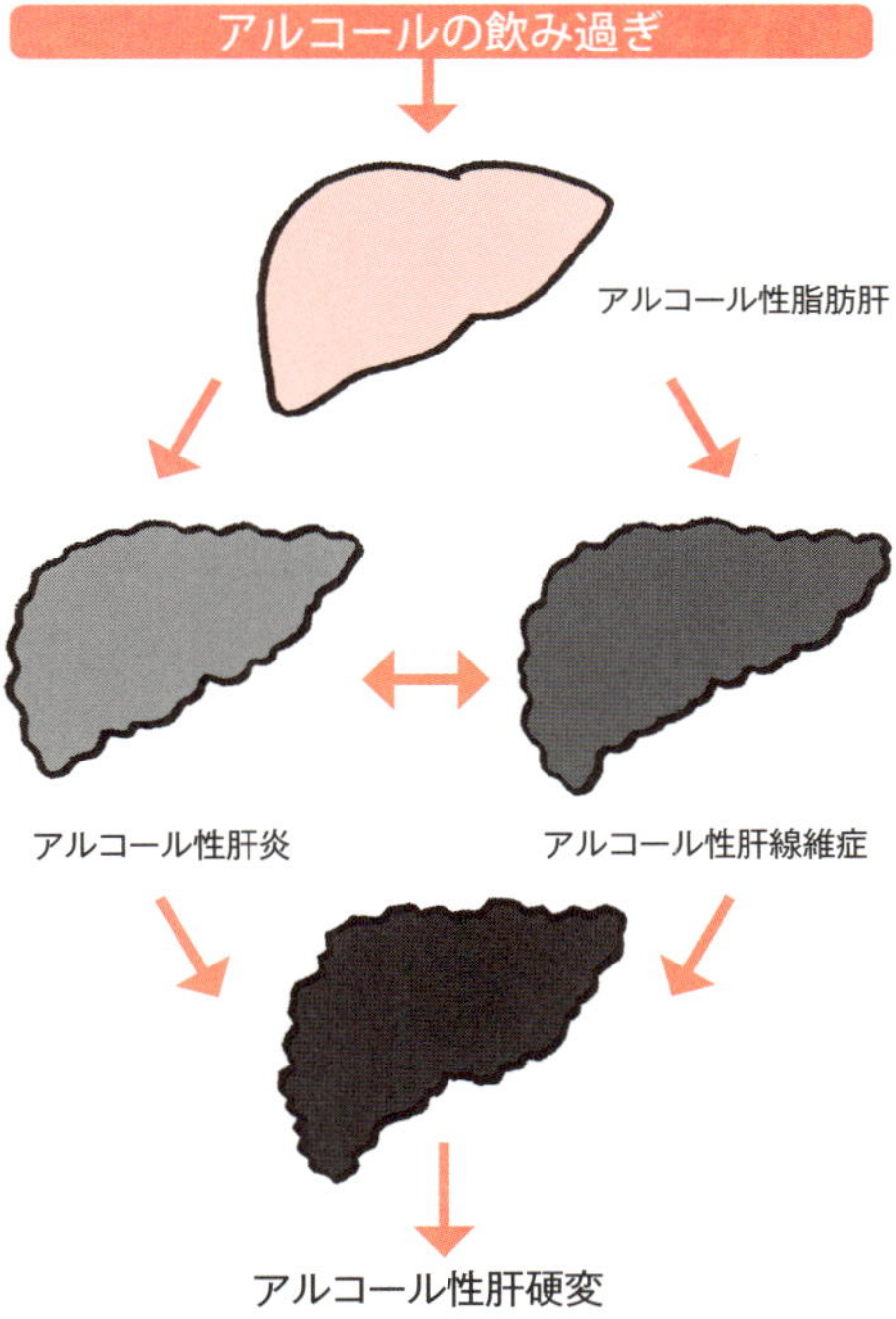

飲酒の習慣がある人、肥満の人は肝臓病のリスクが高い

◆食べ過ぎ、飲み過ぎ、運動不足などの生活習慣を見直そう

もともと日本では、アルコール性肝障害になる人は、さほど多くはありませんでした。しかしアルコールの消費量が増えるにつれ、アルコール性肝障害の人も増えています。また食習慣の欧米化に伴い、肥満や生活習慣病に悩む人が増えています。そして脂肪肝の一番大きなリスクは肥満！　つまり**過度の飲酒をしているとアルコール性肝障害になりやすく、食べ過ぎ、飲み過ぎ、運動不足だと脂肪肝になりやすい**のです。アルコール性肝障害の改善は禁酒や節酒です。脂肪肝の改善は食べ過ぎ、飲み過ぎ、運動不足などの生活習慣を見直すこと。正しい食事・食習慣は肝臓だけでなく、その他の生活習慣の予防・改善にもつながります。

肝臓病になりやすい人

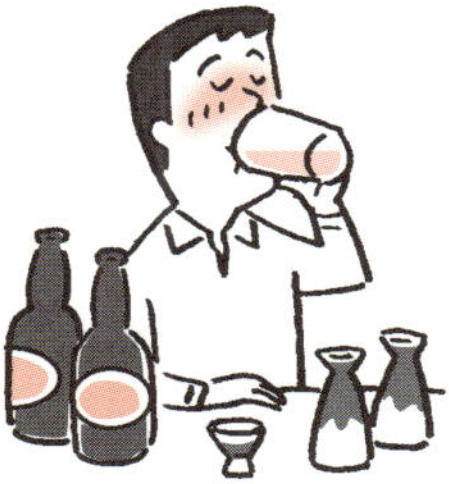

●お酒をたくさん飲む

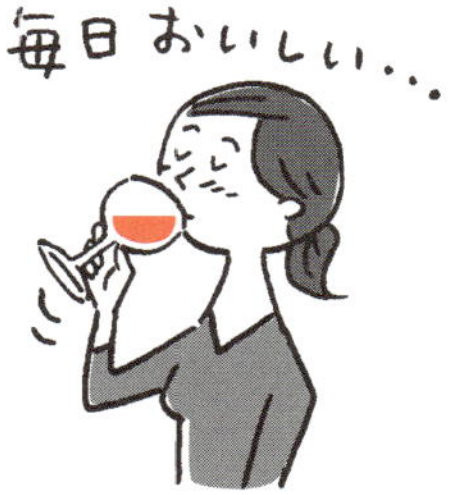

●お酒を毎日飲む

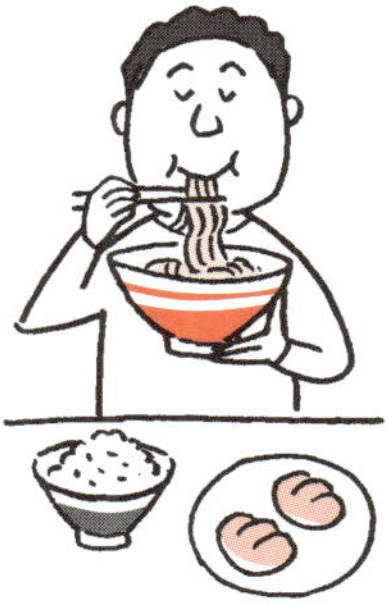

●ごはんやパン、麺類、
甘い物を食べ過ぎる

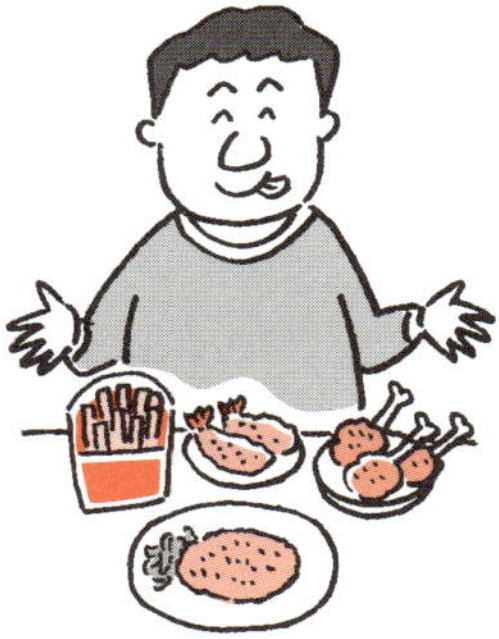

●脂っこい物が好き

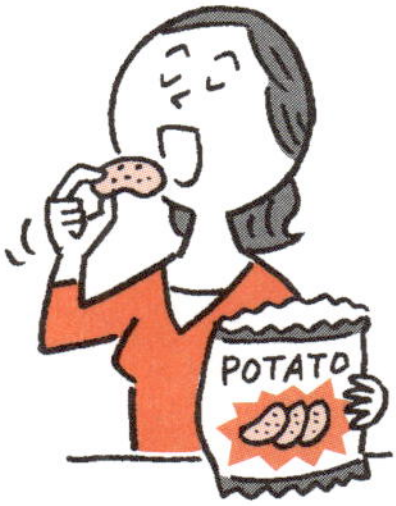

●間食の習慣がある

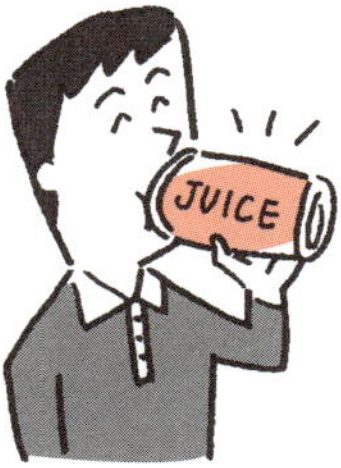

●清涼飲料水など、
甘い飲み物が好き

肝臓にトラブルがないか、チェックしてみよう！

◆体からの小さなサインを見逃さないこと

「肝臓は沈黙の臓器」と言われ、その60〜70％ぐらいが障害されないと、目立った症状は現れません。つまり自覚症状が現れたときには、かなり進行している可能性が高いのです。しかしたとえ肝臓がダメージを受けても、早期に気づいて、生活を見直せばすぐにリカバリーできます。そこで、体のちょっとした変化や異常になるべく早く、自分で気づけるようにチェックリストを作ってみました。リストを見ていただくとわかるように、一つ一つは「誰にでもよくありがち」なささいなものです。でも**小さな症状でも、いくつか重なったら要注意！　あなたの肝臓がSOSサインを出しているのかも**しれません。

肝機能の低下を見つけるセルフチェックリスト

判定表　このリストでチェックが入った項目の点数を合計して、下の判定表で判定してください。

体が重くてだるい	1点	便の色が白っぽい	2点
熱っぽい	1点	尿が黄褐色	2点
食欲がない	1点	爪が白くなる	3点
脂っこい物を食べたくない	1点	ちょっとぶつけただけで出血する	3点
おなかが張る	1点	手のひらが赤くなる	3点
すぐ息切れがする	1点	白目が黄色くなる	5点
体がかゆい	1点	背中や肩に赤いクモ状の斑点ができる	5点
強かったお酒が急に弱くなった	1点	右腹部からみぞおちにかけて腫れている	5点
皮膚があれ、しみが増えた	1点	男性なのに乳首が大きくなったり、しこりができた	5点
かぜが治りにくい	1点	指がふるえる	5点
足がむくむ	1点	ボーッとしたり眠たい	5点

肝機能低下の判定表

チェック表

6点以上	肝臓のどこかが悪いはず。すぐに病院で診察を受けよう
5点	肝機能低下が濃厚なので、健康診断で肝機能の数値を確認しよう
4点	生活習慣を見直そう
1～3点	はっきりと悪いとはいえないが、注意が必要
0点	いまのところ大丈夫

もしかしたら、肝臓病かも!? 不安があったら受診しよう

◆年に一度はセルフチェック&健診を

肝臓病になると、次のような特徴的な症状が現れます。33ページのセルフチェックと合わせて、肝臓病の心配がないか、こちらのチェックリストもやってみましょう。２つのチェックリストは１回やってＯＫだったから、「もう大丈夫！」というものではありません。**年を重ねれば重ねるほど体の老化は進みますし、生活習慣の影響も年を経るごとに体にはっきり現れてくるもの。セルフチェックは1年に1回はやるようにして、同時に健診も忘れずに受けましょう。**また「尿の色が紅茶やウーロン茶のように赤っぽくなった」ら、すぐ検査を受けましょう。

気になる症状から、病気が見つかるチェックリスト

□朝、起き抜けの尿の色がウーロン茶のような茶褐色をしている　→①
□前ほど、お酒を飲みたいと思わなくなった。飲んでも、あまりおいしいと感じない　→③⑤
□食欲がない。脂っこい物を食べたくない、食べられない　→①②⑤⑥
□食べ物のニオイで、吐き気を感じることがある　→①
□38℃以上の熱が続く　→①④
□痔になった　→②⑤
□だるい、とくに夕方になると疲れる　→②⑤
□夜に目が冴えて、なかなか眠れない　→⑤
□ダイエットをしているわけではないのに、体重が減る　→⑤⑥

肝臓病の代表的な症状

①急性肝炎
黄疸が出る、それに先立って尿の色が濃くなることがあります。とくに朝一番の尿の色がウーロン茶や紅茶のような濃い色になることがあります。初期症状としては他に、胃に異常がないのに吐き気がする、食欲がなくなるなど。38℃以上の発熱が続くこともあります。

②慢性肝炎
一日中だるくてたまらず、とくに夕方にひどくなります。また翌日になっても、疲れが抜けないと感じることも。食欲も落ち、脂っこい物が食べたくなくなります。人によっては、静脈の循環障害が起こり、痔になることもあります。

③アルコール性肝炎
飲酒量が減ることがあります。

④薬剤性肝炎
薬によるアレルギーで肝炎を起こすこともあります。症状は38℃以上の発熱が続くなど。

⑤肝硬変
疲れやすくなる、飲酒量が減る、食欲が落ちるなど。体重が減少することもあります。肝臓での血流が滞って、肛門周囲の静脈に循環障害が起きて、痔になることも。昼夜逆転が起きて、夜に目が冴え、昼間に眠気を感じることも。これは肝硬変の合併症の一つである、肝性脳症の初期症状です。

⑥肝臓がん
食欲がなくなる、とくに脂っこい物が苦手になります。体重が減っていく場合は、要注意です。

コラム

肝臓のトラブルと糖尿病の関係

糖尿病は大きく1型と2型の2タイプに分けられます。1型は免疫異常などの病気で、すい臓からインスリンが分泌されないために起こるもの。日本人に多いのは2型糖尿病で、これは食べ過ぎや飲み過ぎなど食生活に問題がある、運動不足などによって引き起こされます。

2型糖尿病になって、インスリンの効果が出にくくなることを「インスリン抵抗性」と言います。インスリン抵抗性になると、肝臓にも中性脂肪がたまりやすくなります。そして、その先に待っているのが脂肪肝！

逆に脂肪肝が悪化すると、全身肥満になりやすいという報告もあります。肥満は糖尿病の大きなリスク。ぜひ生活習慣を見直して、脂肪肝・糖尿病・肥満の3つをまとめて解消してください。

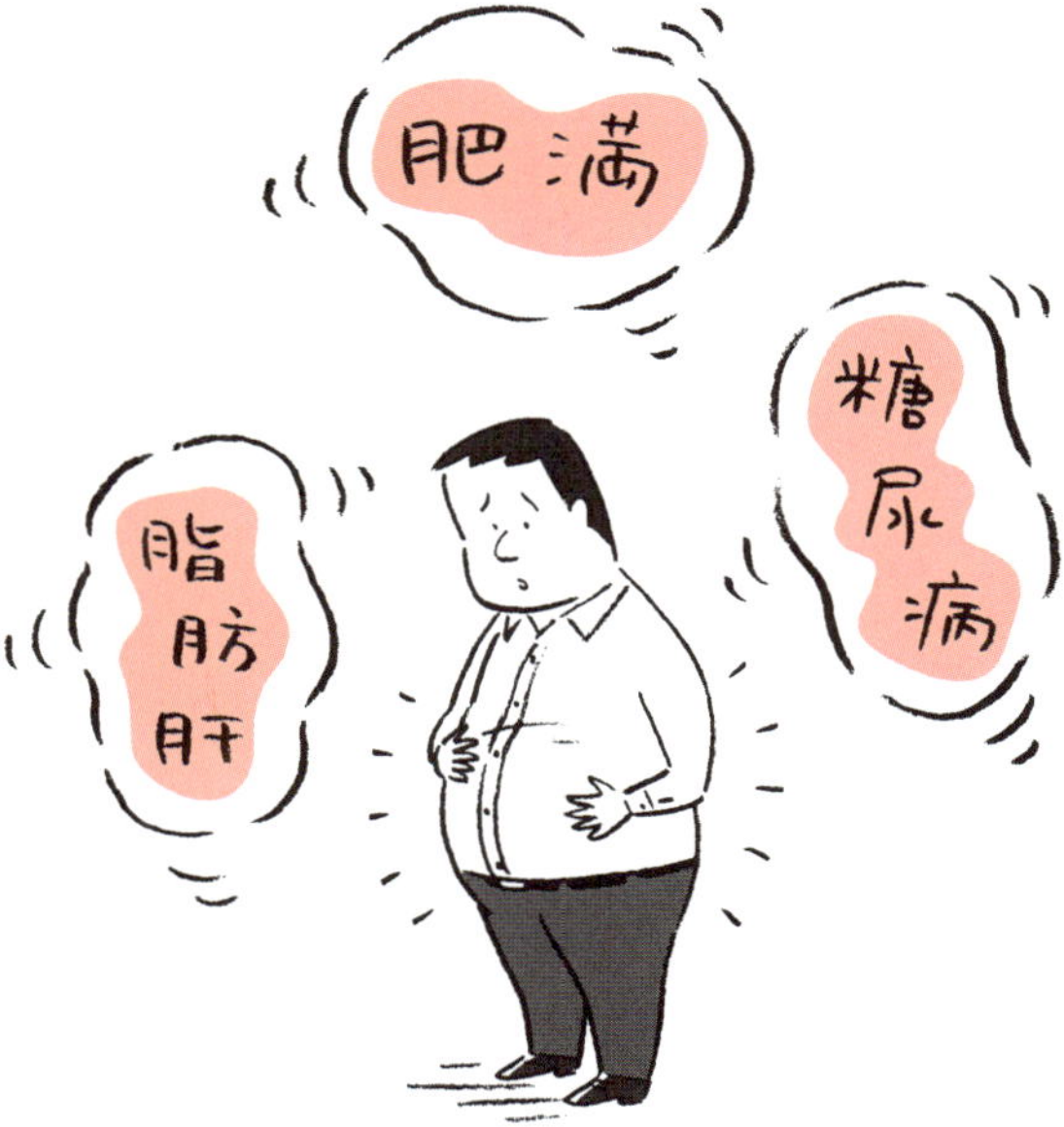
肥満
糖尿病
脂肪肝

早期発見&ケアのため、定期的に健診を受けよう

◆肝臓の異常は血液検査で見つかります

人間ドックや会社などの健康診断を受けて、何も異常が見つからない人は15%程度と言われます。つまり**健診を受けたうちの約85%の人が、体のどこかに異常があると指摘されている**のです。さらに**35歳以上の男性に限っていえば、30%の人が肝機能の異常を指摘されています。**しかし、これまで何度も繰り返しご説明してきたように「肝臓は沈黙の臓器」です。

アルコールや肥満の影響で肝臓に負担がかかっていても、肝臓に感染が起こっていても、健康診断を受けないと、トラブルはまず見つけられません。できるだけ早期にトラブルを見つけるためにも、定期的に健康診断や人間ドックでのチェ

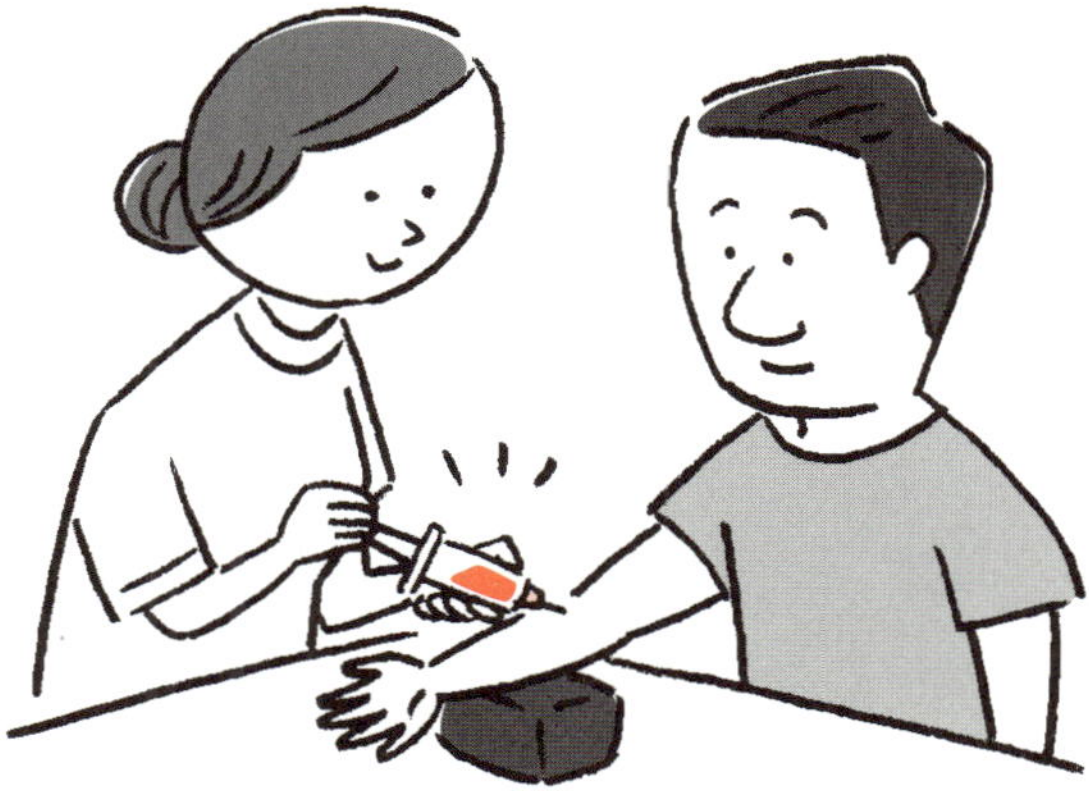

ックを受けましょう。
定期健診では血液検査で肝臓の状態をチェック（検査値の見方は41ページを参照）します。人間ドックの場合は、血液検査に加えて、腹部超音波検査（エコー）、さらに肝炎のウイルスの有無のチェック（血液検査）などが行われます。
健診で行われる血液検査では、「肝臓にトラブルがある可能性がある」ということがわかるだけです。検査値に異常が出た場合は、精密検査を受けることになります。

健康診断を受けたら、ここをチェックしよう！

◆血液の中には、肝臓に関係した物質が数多く含まれている

肝臓が作り出した栄養素、肝細胞から流れ出した酵素など、血液の中には肝臓に関係した物質が何百種類も含まれています。また血液検査には、肝臓病に関する項目だけでも20以上もの種類があります。そこで、主な検査項目と基準値、基準値から数値がはずれている場合の病気の可能性をまとめて表にしましたので、参考にしてください。主な項目について、簡単に説明しましょう。

肝臓をチェックする血液検査項目

検査項目	基準値	基準値より低い場合	基準値より高い場合	他の検査との組み合わせ
AST（GOT）	34IU/ℓ以下	—	肝機能が低下	
ALT（GPT）	43IU/ℓ以下	—	肝機能が低下	
γ-GTP	男性：70IU/ℓ以下 女性：50IU/ℓ以下	—	アルコール性の肝障害	同時にAST、ALTが高い場合は脂肪肝や薬剤性肝障害
ZTT	2～12U			
ChE	109～249IU/ℓ	進行した肝硬変	脂肪肝	
総ビリルビン	0.4～1.2mg/dℓ	—	体質性黄疸	同時にAST、ALTが高い場合は進行した肝硬変
血清アルブミン	4.0～5.1g/dℓ	—	＊慢性肝炎、肝硬変	＊同時にAST、ALT、γグロブリンが高い場合
γグロブリン	13.2～23.6%	—	＊慢性肝炎、肝硬変	＊同時にAST、ALT、血清アルブミンが高い場合
プロトロンビン時間	11.5～15.0秒	—	＊肝機能がかなり低下	＊同時にAST、ALTが高い場合
ALP	124～367IU/ℓ	—	＊肝機能が低下	＊同時にAST、ALT、γ-GTPが高い場合
血小板数	15万/㎣以上	かなり進行したB型あるいはC型肝炎	—	＊B型あるいはC型肝炎ウイルス感染がある場合
LDH	121～223IU/ℓ	—	＊肝機能が低下	＊同時にAST、ALTが高い場合
総コレステロール	120～220mg/dℓ	＊肝機能がかなり低下	＊脂肪肝	＊同時にAST、ALTが高い場合

＊同時に異常値が見られる場合に注意。基準値は病院や診療所によって異なる

●AST（GOT）とALT（GPT）を確認する

AST（GOT）とALT（GPT）はいずれも、肝細胞に含まれている酵素です。この数値が高いということは、肝臓に何らかのトラブルが起こっていて、肝細胞が破壊されていることを意味します。ただし両方の数値とも、正常値には個人差があります。とくにASTは運動した翌日には上昇幅が大きくなり、その後、下降するのが特徴です。

また深酒、肥満、かぜ、疲れがたまっている状態だと、いずれの数値も異常値を示すことがあります。数値をチェックするときは、「生活習慣に問題があって、異常値が出ているのか」、それとも「病気なのか」を確認しましょう。そして医師から「肝機能が落ちている」という指摘を受けたら、再度検査を受け、その原因を見つけ、それに応じた治療を受けてください。

●γ-GTPを確認。高ければ、アルコール性肝障害の心配が

γ-GTPは肝細胞や胆汁の中に存在する、たんぱく質を分解する酵素のこと。

肝臓などにトラブルがあると、この数値が上がります。とくにアルコールの影響を受けやすく、アルコール性肝障害のほぼ全員が異常値を示します。

ただしいつもお酒を飲んでいる人は、肝障害がなくても高い値になります。γ-GTPだけが高く、他の検査値が問題ない場合の多くは一時的な飲酒の影響。1週間ぐらい飲酒を止め、肝臓を休ませて、それで数値が下がれば問題なし。脂肪肝、慢性肝炎、胆汁うっ滞性肝炎、肝硬変、肝細胞がんなどのときも、γ-GTP値は高くなります。

●総ビリルビンを確認。ASTやALTも高ければ、肝臓病

この数値だけが高くなるのは、体質性黄疸などの場合。肝臓の病気の場合、ASTやALTも高くなります。

●ALPを確認。肝臓が悪ければ、γ-GTPも高くなる

肝臓や胆管などの細胞膜に多く存在する酵素で、これらに障害があると数値が

高くなります。肝臓や胆管などの病気の場合はＡＬＰだけでなくγ－ＧＴＰ値も上がります。ＡＬＰだけが高い場合は、骨などに異常がある可能性があります。

●γグロブリンを確認。肝機能が低下すると上がる

免疫反応で重要な役割を果たす、血清たんぱく質の一種。肝機能が低下すると、この数値が上がります。同時にＡＳＴやＡＬＴが基準値を超える場合は、慢性肝炎や肝硬変の疑いがあります。

●ＬＤＨを確認。高いと急性肝炎、肝がんの疑いが

糖質を分解してエネルギーを作り出すときに必要な酵素。肝臓や腎臓、肺、心臓、骨格筋などに含まれていて、これらの細胞が破壊されると数値が高くなります。ＬＤＨが高いときに疑われるのは急性肝炎、肝がんなど。慢性肝炎や肝硬変の場合、ＬＤＨは高くなりません。

第2章

飲む量や飲み方に気をつければ禁酒しなくても、肝臓の健康は保てる

肝臓をいたわるため、お酒は適量を知って、ほどほどに

◆習慣的に飲んでいると、酔った感じがしなくなる！

昔から「酒は百薬の長」と言われ、適度な飲酒は健康によいとされてきました。確かに飲酒には、血流をよくする、気分をリラックスさせるなどの効用があります。また赤ワインに含まれるポリフェノールに健康効果があることも、よく知られています。しかし一方で、**アルコールの消費量が増えるにつれて、アルコール性肝障害などの肝臓トラブルに悩む人も増えています。**

肝臓の健康を守るためには、自分に適当な酒量を知って、ほどほどに楽しむことが大切です。しかし、お酒を飲む量や飲むタイミングを自分でコントロールできなくなってしまう人もいます。たとえば、「週に2日は休肝日を作ったほうが

いいと頭ではわかっていても、〝誘われると、断れない〟などと言い訳をして、なかなか休肝日を作れない」「最初は少量で十分だったのに、どんどん酒量が増えている」というような覚えはありませんか？　習慣的にお酒を飲んでアルコールに対する耐性ができると、なかなか酔った感じがしなくなり、さらに酒量が増えてしまいます。酒量が増えれば、当然肝臓にもよいハズがありません。**またアルコールへの依存は自分で気づかないうちに進んでいきます。**自分の酒量が気になる人は次ページのチェック表でセルフチェックしてみるとよいでしょう。

このチェック表はアルコールへの依存度をチェックするものです。**チェックした項目の前にある数字を足してみて、数値が大きければ大きいほどアルコールへの依存度が高いことを示し、それだけ肝臓にも負担がかかっている**と言えるでしょう。

アルコール依存症チェックシート

①どのくらいの頻度でアルコール飲料を飲みますか？
　0：飲まない　1：月1回以下　2：月2〜4回
　3：週2〜3回　4：週4回以上

②飲酒時は平均して、純アルコール換算で1日にどれくらいの量を飲みますか？
参考：ビール中瓶1本＝20g、日本酒1合＝22g、焼酎（25度）1合＝36g、ウイスキーダブル（60mℓ）＝20g、ワイン1杯（120mℓ）＝12g
　0：10〜20g　1:30〜40g　2：50〜60g
　3：70〜90g　4：100g以上

③どれくらいの頻度で、一度に純アルコール換算で60g以上飲むことがありますか？
　0：なし　1：月1回未満　2：毎月　3：:毎週
　4：毎日またはほとんど毎日

④飲み始めると、飲むのを止められなくなったことが、過去1年間にどれくらいの頻度でありましたか？
　0：なし　1：月1回未満　2：毎月　3：毎週
　4：毎日またはほとんど毎日

⑤飲酒のせいで、普通だと行えることができなかったことが、過去1年間にどれくらいの頻度でありましたか？
　0：なし　1：月1回未満　2：毎月　3：毎週
　4：毎日またはほとんど毎日

⑥飲み過ぎた翌朝、アルコール飲料を飲まないと働けなかったことが、過去1年間にどれくらいの頻度でありましたか？
　0：なし　1：月1回未満　2：毎月　3：毎週
　4：毎日またはほとんど毎日

⑦飲酒後に罪悪感や後ろめたさを感じたり、後悔をしたことが、過去1年間にどれくらいの頻度でありましたか？
　0：なし　1：月1回未満　2：毎月　3：毎週
　4：毎日またはほとんど毎日

⑧飲酒の翌朝に夕べの行動を思い出せなかったことが、過去1年間にどれくらいの頻度でありましたか？
　0：なし　1：月1回未満　2：毎月　3：毎週
　4：毎日またはほとんど毎日

⑨あなたの飲酒により、あなた自身や他の人がケガをしたことはありますか？
　0：なし　2：あるが、過去1年間はなし　4：過去1年間にあり

⑩肉親や親戚、友人、医師、または他の健康管理に携わる人が、あなたの飲酒について心配したり、飲酒を控えるようにすすめたことはありますか？
　0：なし　2：あるが、過去1年間はなし　4：過去1年間にあり

＊WHO作成　アルコール依存症チェックシート（AUDIT）

◆過度な飲酒はがんになるリスクを高める！

お酒の適量については50〜53ページで説明します。では、どれぐらいの量のお酒を飲むと肝臓の病気になるのでしょう？「日本酒で3合以上の飲酒を毎日5年間以上続けると、アルコール性肝硬変を起こすリスクがある」ことはわかっています。さらに「1日5合以上を10年間飲み続けると、アルコール性肝硬変になる危険性が高まる」のです。

アルコール性肝硬変は肝がんにもつながる恐ろしい病気です。さらに過度なアルコール摂取は肝がんだけでなく、さまざまながんの発症にも影響します。しかし**アルコール性脂肪肝やアルコール性肝炎の段階であれば、お酒を飲む量や飲み方を見直す、一時的に禁酒するだけで肝機能は改善**します。

1〜7	アルコール依存症の心配なし
8〜14	やや危険！　肝臓にはすでにかなり負担がかかっています。このままでは依存症になる心配も！　飲酒量を減らしましょう
15以上	肝臓は疲弊し、アルコール依存の心配も。受診して、肝機能をチェックしましょう。

＊ウエブ上で手軽に飲酒チェックができる「SNAPPY-CAT」も便利。
https://www.udb.jp/snappy_test/
ビール、焼酎、日本酒などの飲酒量もかんたんに計算することができる

お酒に強い＝肝臓が丈夫、ということではありません

◆アルコールは肝臓で、アセトアルデヒドに変化します

体内に吸収されたアルコールは、肝臓で酵素の働きによってアセトアルデヒドに変化します。**アルコールそのものも直接中枢神経に作用しますが、頭痛や吐き気などは、このアセトアルデヒドによるもの。**アセトアルデヒドはアルコールよりも毒性が強く、副腎を刺激してカテコールアミンというホルモンの分泌を促します。カテコールアミンは心臓の脈を速め、血管を収縮させて血圧を上げ、顔を紅潮させます。

「少量のお酒が入ったお菓子を食べただけで、顔が真っ赤になってしまう」人は、アセトアルデヒドやカテコールアミンに対する感度が生まれつき高い人です。

◆生まれつき、「強い」「そこそこ飲める」「弱い」の3タイプに

アルコールを分解する過程で働く酵素の中でも、重要なのがアセトアルデヒド脱水素酵素2（ALDH2）です。ALDH2は分解能力が高いN型、低いD型の2種があります。酵素は両親から1個ずつ受けつぐので、アルコールをすぐに分解できる、つまりお酒に強いNNタイプ、アルコールの分解力はまあり、そこそこ飲めるNDタイプ、アルコールの分解力が低い、つまりお酒に弱いDDタイプと生まれつき3つのタイプに分かれます。日本人の場合、NNタイプは約45%、NDタイプが約45%、DDタイプは約10%といわれています。

ここで**勘違いしないでほしいのが、アルコールに強いNNタイプ、あるいはそこそこ飲めるNDタイプだから、肝臓も丈夫というワケではありません。**お酒が強い人でも、大量のアルコールを摂り続ければ、アルコール性肝障害や肝硬変になります。「お酒が強いから」と無茶な飲み方をするのは、絶対に止めましょう。

自分の適量は二日酔いしない程度の量と考えよう

◆日本酒なら2合、ビールなら大びん2本までが目安

「日本酒1合（180㎖）を肝臓で分解するには、4時間かかる」と一般的には言われています。ここから逆算すると、**お酒を楽しんで翌朝すっきりと目覚められるのは、日本酒なら2合程度、ビールなら大びん2本まで、ウイスキーならダブルで2杯が適量ということになる**でしょう（8時間睡眠をとった場合）。

これ以上の量を飲むと、一晩ではアルコールを分解処理しきれないため、翌朝アルコールが残ったままのいわゆる二日酔いということになります。

しかしアルコールの処理能力には個人差があります。「自分の適量はどれぐらいか、知りたい」と思う人も多いでしょうが、難しく考える必要はありません。

肝臓が一晩で分解できるアルコール量

お酒の種類	適量	アルコール量	エネルギー量
ビール（4.6%）	大びん2本（1266mℓ）	47.2	510
日本酒（15.4%）	2合（360mℓ）	44.2	384
焼酎（25%）	コップ2杯（200mℓ）	39.8	283
ウイスキー（40%）	ダブルで2杯（120mℓ）	38.2	271
ワイン（11.6%）	グラス3杯（288mℓ）	26.7	209
発泡酒（5.3%）	グラス5杯（1000mℓ）	42.4	454
ブランデー（40%）	ダブルで2杯（120mℓ）	38.2	271
ウォッカ（40.4%）	ダブルで2杯（120mℓ）	38.5	274

＊酒名の右の数字はアルコール濃度。単位：アルコール量はg、エネルギー量はkcal。
参考資料：日本食品標準成分表2015年版（七訂）

適量＝二日酔いを起こさない量、と考えてください。「一晩に3合飲んでも翌日元気」な人にとっては、3合が適量。逆に「2合しか飲んでいないけれど、翌朝は頭痛や吐き気がする」のであれば、その人の適量は2合未満ということです。

たとえば運動部出身の人などにありがちなのですが、**「体格がいいから、たくさん飲めるだろう」というのは勘違い。**お酒に強いかどうかは、遺伝的に持っている酵素の違いです（51ページ参照）。

お酒を飲む前、飲んだ直後に果物を食べると悪酔いしにくい

◆おすすめは柿、夏ミカン、オレンジ、リンゴ

「お酒を飲んでいるときは楽しいけれど、二日酔いが心配」という人は、飲み会の前に果物を食べていくといいでしょう。おすすめは柿、夏ミカン、オレンジ、リンゴです。

柿については、ウサギを使ったこんなおもしろい研究報告（京都府立医科大学）があります。複数のウサギを3つのグループに分け、それぞれ柿のジュースを飲酒の30分前、飲酒の30分後、飲酒の60分後に飲ませました。そして同じ条件で別のウサギたちには、柿のジュースの代わりに蒸留水、砂糖水を飲ませました。するとl**柿のジュースを飲酒の前後に飲ませたウサギたちのほうが、蒸留水や砂糖**

柿と同じように、アルコールの代謝促進作用を持つ果物

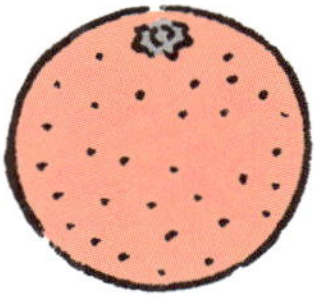
●オレンジ

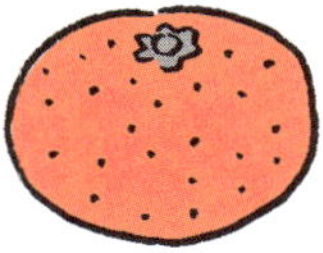
●ミカン

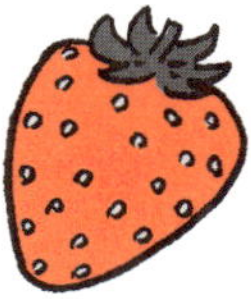
●イチゴ

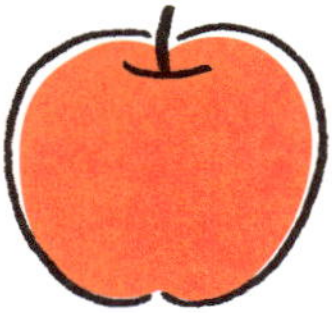
●リンゴ

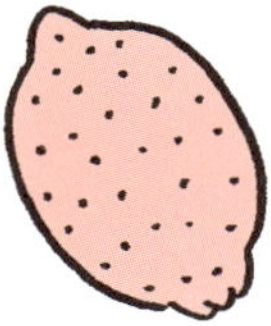
●レモン

水を飲ませたウサギたちよりも血中アルコール濃度の最高値が低かったそうです。
しかも血中アルコール濃度の最高値が現れるのが遅いにもかかわらず、低下は早い、つまり**アルコールの影響がゆっくりと現れ、早く抜けた**というのです。血中のアセトアルデヒド濃度もかなり低かったそう。これは**柿を食べたほうが悪酔いさせる成分も少なくなる、**ということを意味しています。

柿にはビタミンB_2やタンニン、ブドウ糖などが含まれています。これらの成分が肝臓の働きを助けてくれたのでしょう。

◆飲む前に紅茶、コーヒー、緑茶、牛乳、チョコレートも

オレンジには柿のようなアルコールの代謝を促進させる働きだけでなく、脂肪肝に対する高い効果があります。これはイノシトールという物質です（オレンジについては136ページ参照）。

リンゴには、ペクチンという食物繊維が豊富に含まれています。ペクチンは腐敗菌の生育を抑える、乳酸菌を増やして腸内の悪玉菌を減らす作用があります。

ここで、簡単に腸内細菌について説明しておきましょう。腸内細菌はその働きから、善玉菌、日和見菌、悪玉菌の3タイプに分けられます。その名前の通り、健康や美容にいい働きをするのが善玉菌。その数が増えすぎると体に害を与えるのが悪玉菌。日和見菌は強い側につくので、善玉菌を活性化させることができれば、腸内の健康を保てます。

悪玉菌は有毒ガスや有毒物質を発生させます。これらを解毒するのは肝臓の役

目。ですから肝臓の負担を減らすためにも、食物繊維をしっかり摂って、腸内環境を整えておくことが大事なのです。

また腸内の悪玉菌を減らすことは、腸と肝臓を発がん性物質が循環するのを断ち切り、大腸がんのリスクを減らし、がんの肝臓転移の危険性を下げることにもつながります。

これらの**果物を食べるベストタイミングは、お酒を飲む直前**です。「飲みに行く前に果物を食べる時間なんてない」のであれば、添加物の入っていないジュースを飲むのもよいでしょう。果物は飲酒中に食べてもOK、飲酒直後も少しは効果がありますが、長く時間が経ってからではあまり期待できません。

紅茶、コーヒー、緑茶、牛乳、チョコレートなどにもアルコールの吸収を抑える働きがあるので、飲酒前に摂ると悪酔いが防げるでしょう。

「肝臓にいい」と言われても、飲む前のサプリメントは止めたほうが安心

◆摂れば摂るほど、肝臓への負担になる！

ちまたには、さまざまな健康食品やサプリメントがあふれています。第3章で、肝臓の健康のためにぜひ積極的に摂ってほしい栄養素をいくつか挙げていますが、「毎日忙しくて、いちいち栄養バランスを考えてなんか食べられない。必要な栄養素はサプリメントで摂ればいいだろう」と思う人もいるでしょう。また「最近、お酒に弱くなってきたから、飲む前に悪酔いを防ぐようなサプリメントを飲んでいこう」と考える人もいるでしょう。

しかし市販されている健康食品やサプリメントには、有効成分だけでなく、保存料などの添加物、飲みやすい錠剤や液状にするための混ぜ物などが含まれてい

ます。そうしたもの全ての解毒を担当するのが肝臓です。ですから「体のためにいいだろう」と、健康食品やサプリメントを摂れば摂るほど、肝臓には負担をかけていることになるのです。

◆健康食品やサプリメントが原因でトラブルが起こる心配も！

人によっては、その健康食品やサプリメントに入っている成分でアレルギーを起こすかもしれません。また健康食品やサプリメントの成分に、アルコールが加わると、体によくない相互作用が起こる可能性もあります。

「肝臓にいいとされる健康食品やサプリメントを摂ることが、逆効果になる場合もある」ということを、ぜひ頭に入れておいてください。とくにお酒を飲む前には、余計なものは体に入れないほうが安心。**悪酔い防止なら、前項で上げた果物など、自然のものを摂るのがおすすめ**です。

適量を守って、ゆっくりと時間をかけて飲もう

◆日本人は体質的に二日酔いしやすい

アルコールに吸収される速度が速いので、お酒を飲むとすぐにアルコール成分が血中に入ります。血中のアルコールの約90％は肝臓で分解され、残りの10％は尿や吐く息で体外に排出されます。問題は、アルコールで分解されたアセトアルデヒドの分解に時間がかかるということ。欧米人と比較すると、**日本人はアセトアルデヒドの分解時に必要なアセトアルデヒド脱水素酵素の働きが弱いので、有害物質であるアセトアルデヒドが体内に長時間存在して、二日酔いや悪酔いしやすいのです。**二日酔いや悪酔いせず、心地よいほろ酔い状態をキープするためにも、適量をゆっくりと時間をかけて飲みましょう。

血中濃度による体の変化

段階	血中濃度	状態
無症状態	0.3～0.5	酔っていないときとほとんど変わらない
微酔期	0.5～1.0	ほろ酔い機嫌の状態。息にアルコール臭がある
軽酔期（第1度酩酊）	1.0～1.5	酔いの症状が現れる。声が大きくなる。怒りっぽくなる
酩酊期（第2度酩酊）	1.5～2.5	明らかに酔いの状態。舌がもつれ、ふらつき、千鳥足になる。しゃっくりや嘔吐をする
泥酔期（第3度酩酊）	2.5～3.5	高度な酔いの状態。行動がでたらめになり、言葉がはっきり発音できない
昏睡期（第4度酩酊）	3.5～4.5	極度の酒酔い状態。意識を失って眠り込んでしまう。死の危険性もある

＊血中濃度の単位はmg／mℓ

飲酒量と血中濃度の関係

アルコールの種類	飲用量	純アルコール量	血中アルコール濃度のピーク値
ビール（ジョッキ1杯約750mℓ）	1杯	20g	0.3mg／mℓ
	3杯	60g	1.2 mg／mℓ
	5杯	100g	2.0 mg／mℓ
ワイン（グラス1杯約110mℓ）	1杯	10g	0.15 mg／mℓ
	3杯	30g	0.5 mg／mℓ
	5杯	50g	1.0 mg／mℓ
ウイスキー（シングル1杯約30mℓ）	1杯	10g	0.2 mg／mℓ
	2杯	20g	0.4 mg／mℓ
	6杯	60g	1.2 mg／mℓ
	12杯	120g	2.4 mg／mℓ

たんぱく質やビタミン豊富なおつまみを食べながら、楽しく飲もう

◆空きっ腹で飲むのは、肝臓にも胃にもよくない

肝臓が一番ダメージを受けるのが、「空きっ腹で一気にお酒を飲む」ことです。ゆっくり時間をかけて飲むことの大事さは前項で説明しましたので、ここでは「空きっ腹がなぜよくないのか」について、お話しましょう。

空きっ腹＝胃腸が空っぽの状態です。何も入っていないところに、いきなりアルコールがやってきたら、それまで休んでいた胃腸はせっせと働き、あっという間にアルコールを吸収するでしょう。すると**急激にアルコールの血中濃度が高まり、肝臓への負担が大きくなってしまいます。**動物実験においても、空腹状態でアルコールを飲ませたときより、エサを与えてからアルコールを飲ませたほうが、

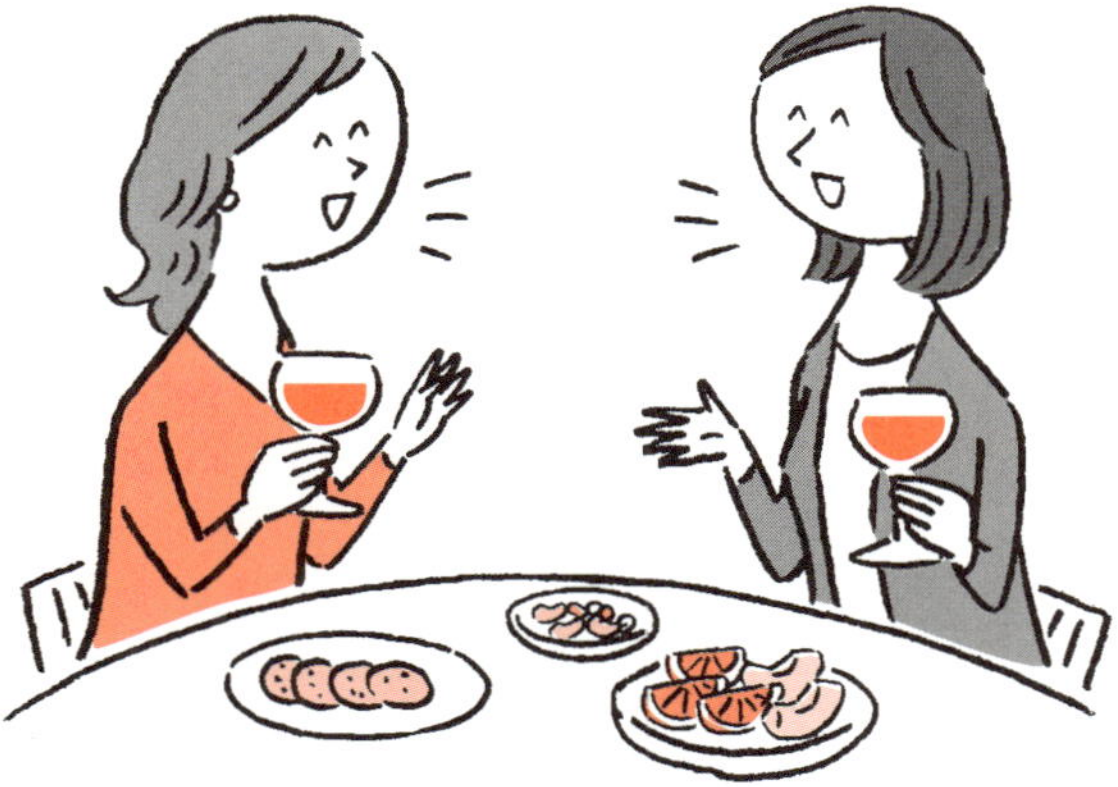

肝障害の程度が低かったそうです。

また胃に何も入っていないと、**アルコールが胃の粘膜を直接刺激するので、胃の健康にとってもよくありません。**

お酒を飲むときは、肝臓がアルコールを分解するときに必要とするたんぱく質やビタミン類を補給できる料理を食べましょう。また一人で飲むとピッチが速くなって、酒量が増えがち。友人との会話を楽しみながらならば、自然とお酒を飲むペースもゆっくりになるでしょう。

ウイスキーのチェイサーのように水を合間にはさめば、酒量が減らせる

◆アルコールの分解には水分が必要。お酒を飲んだ後も水分補給を

適量を守って、お酒を飲み過ぎないコツの一つが、「お酒の合間に水を飲む」ことです。ウイスキーなどの強いお酒を飲むときは、チェイサーとして合間に水を飲みます。ウイスキーとチェイサーを交互に飲むことで、口の中がリフレッシュされ、一口ごとにウイスキーの味が楽しめる、チェイサーにはそんな意味があるそうですが、ぜひウイスキー以外のお酒でも試してみてください。

合間に水を飲むことで、自然に酒量が減らせるでしょう。

「ワインにチェイサーなんて、合わないよ」と敬遠しないでください。フランスでは、「グラス1杯のワインを飲むなら、グラス1杯の水も飲むと、悪酔いせず

きれいな飲み方ができる」と言われているそう。

また「お酒を飲んだ後や翌日、やたらとのどが渇く」という経験をしたことがある人も多いでしょう。**アルコールには利尿作用があり、アルコールそのものの作用で口内やのどの粘膜も乾燥します。またアルコールを分解するときに、体内の水分がたくさん使われます。**そのため、翌日になってから体などの乾燥を実感する人もいるでしょう。こうしたことからも、お酒を飲む前、飲んでいる最中、飲んだ後の水分補給の必要性をおわかりいただけるかと思います。

「今日はそんなに飲みたくないのに、どんどんお酒を注がれて困る」「もう、これ以上飲みたくない」というときも、ぜひ合間に水をどうぞ。お酒をすすめる人、お酌をしたがる人は、他人のグラスやコップのお酒が減っていると気になってしょうがないのです。グラスやコップの中のお酒が減っていなければ、「まだ結構です」とお酌も断りやすいでしょう。

いろいろな種類のお酒をちゃんぽんで飲むと酒量も増えて、悪酔いや二日酔いをしやすい

◆1回に飲む種類は2つまで、と決めておく

「とりあえずはビールで乾杯！」――2杯目からは、焼酎にしよう」「次は店を替えてワインにしよう」「おなかもふくらんだし、最後はウイスキーでしめよう」。そんなふうにお酒の種類を替えたり、飲むお店を替えたりして、一晩のうちに数種類のお酒を飲む、いわゆる〝ちゃんぽん〟が当たり前という人もいるのではないでしょうか。でも、ちゃんぽんは悪酔いのモトです。

「いやいや！　でもどの種類のお酒も1杯ずつぐらいしか飲んでいないから」なんていう言い訳が聞こえてきそうですね。しかしビールや焼酎、日本酒、ワインなど、お酒はその種類によって、アルコール以外のさまざまな成分が含まれてい

ます。何種類ものお酒を次々に飲むということは、そのさまざまな成分が入ってくるたびにそれぞれ体が対応しなくてはいけないので、1種類のお酒を飲むよりも、肝臓には負担がかかります。

また、**〝ちゃんぽん〟にすると、自分が摂ったアルコールの総量がわかりにくい**もの。それに1種類のお酒を飲み続けると飽きることもありますが、**種類を替えると、口当たりが替わるので、つい量を飲み過ぎてしまう可能性が大！**　飲んだアルコールの量が、その人の肝臓の処理能力の範囲内であれば問題はありません。でも飲んで、酔い始めるとなかなか飲酒量を適量にコントロールするのは難しいもの。ついつい「これぐらいなら、いいや」「今日は特別」と自分に甘くなってしまいがちです。

たとえば「とりあえずビール！」にしたのなら、その後に飲むお酒は1種類にするなど、普段から1回に飲む種類は2つまで、と決めておくとよいでしょう。

同じ食べるなら、肝臓を守るおつまみを上手に選ぼう

◆肝臓が喜ぶのは、肉や魚、大豆などのたんぱく質

62ページで「空きっ腹では飲まない」と言いましたが、おつまみはおなかを満たすものなら何でもいいというワケではありません。**おつまみにも肝臓を喜ばすものと、逆に肝臓によくないものとがある**のです。

肝臓によいおつまみは、高タンパク、高ビタミンの食品です。なぜかというと

①肝臓そのものがたんぱく質でできているから

②アルコールを分解する酵素や、ウイルスを撃退する物質など、肝臓の重要な働きを持っている物質もたんぱく質でできているから

です。

たんぱく質は約20種のアミノ酸で構成されていて、このうちの9種（必須アミノ酸）は体内で合成できないため、必ず食品から摂らなければいけません。ちなみに必須アミノ酸をたくさん含むたんぱく質を「良質たんぱく質」と呼びます。良質たんぱく質を多く含むのは卵、牛乳、大豆、肉や魚などです。

◆飲んでいるときはもちろん、普段からビタミン補給を心がける

肝臓は炭水化物やたんぱく質、脂肪などの代謝をする臓器ですが、この代謝時に必要なのがビタミンです。ビタミンは体内で合成されますが、必要量を満たせない場合もありますし、種類によってはほとんど作られないものもあります。ですから飲んでいるときはもちろん、普段から積極的にビタミンを補給するよう心がけましょう。ビタミンはさまざまな食品に含まれていますが、果物を食べるのが手軽でおすすめです。

飲めるおすすめおつまみ

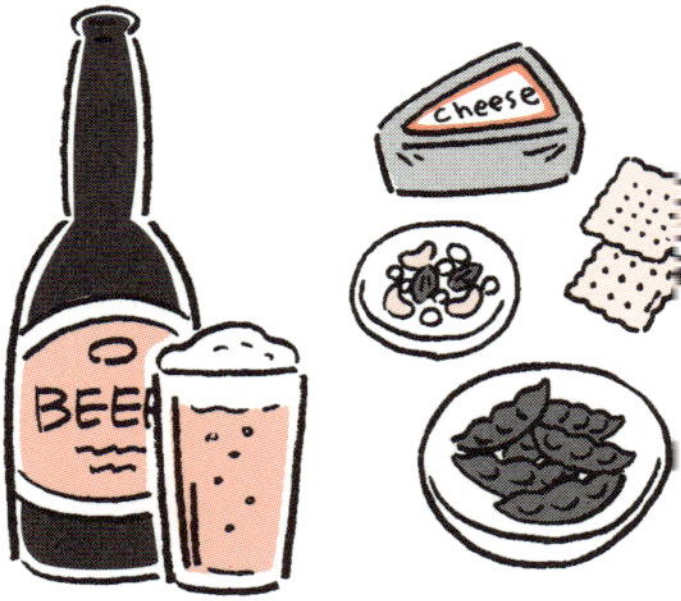

ビール

お酒の中でも、飲み口が軽いので、脂や塩気があるおつまみがおいしく感じられるでしょう。ただしビールと相性のいいおつまみは、少量でも高エネルギーのことが多いので、食べ過ぎには注意しましょう

▶チーズ、ナッツ、クラッカー、枝豆　など

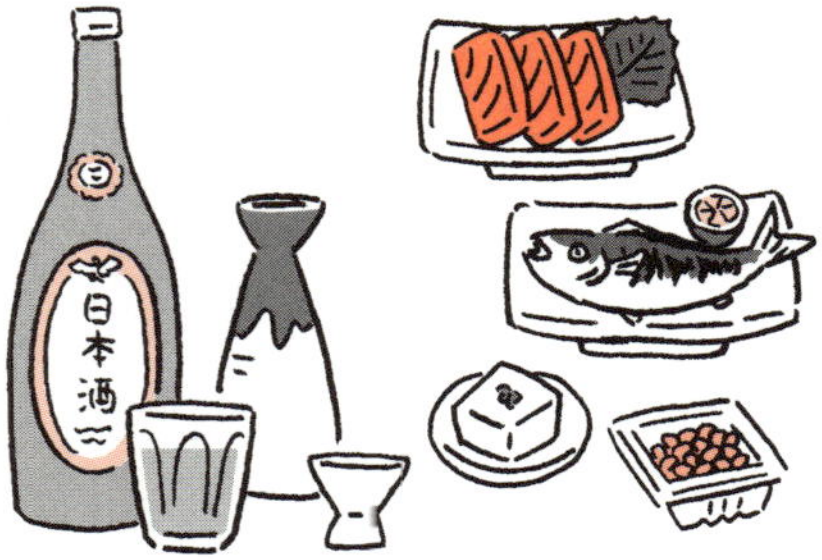

日本酒

コクのある日本酒。その味わいを損なわないよう、おつまみはさっぱりとしたものがおすすめ。塩辛いものも合いますが、塩分はできれば控えめにしましょう。

▶刺身、魚の煮物、焼き魚、豆腐、納豆　など

肝臓をいたわりつつ、お酒がおいしく

ワイン

肉には赤ワイン、魚には白ワインと言われますが、肝臓の健康を守るという意味では、どちらを選んでもOKです。

▶肉、魚、ムール貝やカキ・ホタテなどの貝類、チーズ　など

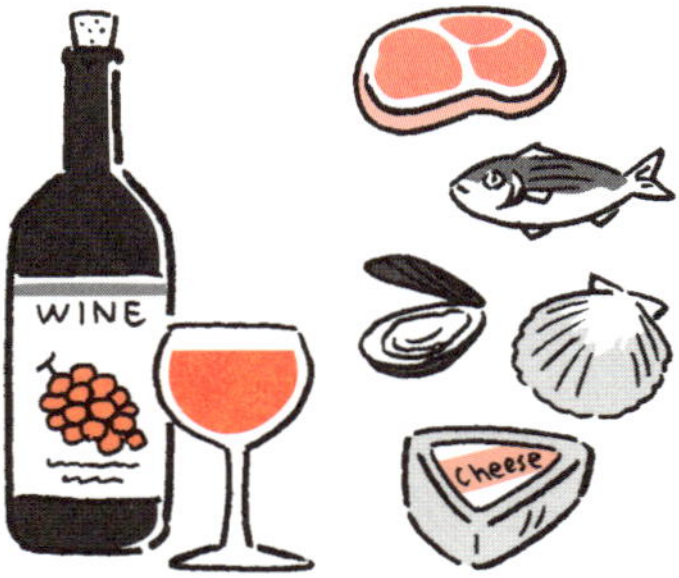

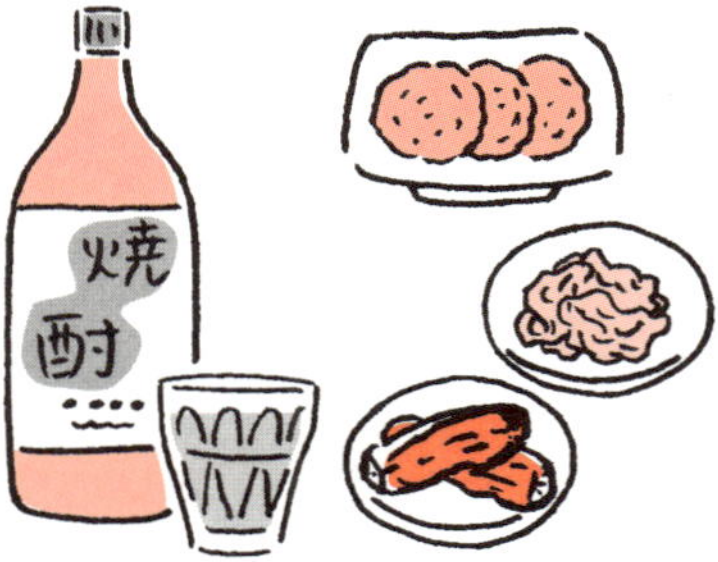

焼　酎

アルコール度数が高いので、ストレートで飲むと胃粘膜にもよくありません。胃粘膜を守るため水やお湯で割って飲む、おつまみはたんぱく質と脂質の多いものを選ぶとよいでしょう。

▶さつま揚げ、豚肉、とんこつ　など

注意！

肝臓の負担になるおつまみ

▶ソーセージ、漬け物、佃煮（いずれも市販品で、食品添加物が入っている場合）

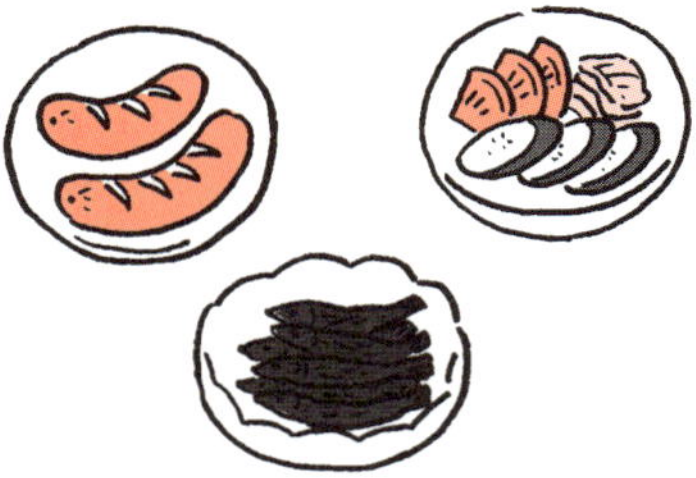

夜遅い時間まで、たくさんの量を飲めば
お酒に強い人だって、翌朝ツライ

◆お酒に強くても、日本酒3合を処理するのに6時間かかる！

体重60kgの人が、1時間に処理できるアルコールの量は6～12g程度です。たとえば日本酒3合に含まれるアルコール量は約65g。ですからお酒に強い人であれば6時間ぐらい、そこそこ飲める人の場合は12時間ぐらいでほとんどのアルコールは分解されると考えられます。もちろんアルコール処理能力には個人差があります。

でもこの数字を一つの目安にすると、日本酒3合を午後10時までに飲み終えれば、お酒に強い人であれば、翌朝アルコールはほとんど残っていないと考えられるでしょう。しかしそこそこ飲める人が同じように飲んだ場合、翌朝10時までア

ルコールが残るので二日酔いになります。そこそこ飲める人の場合は、酒量を減らして2合にすれば、翌朝すっきりと目覚められる計算になります。

お酒に強い人が同じ3合の量を飲んだとしても、深夜の1時～2時に飲めば、やはりアルコールは翌朝に残ります。そこそこ飲める人の場合なら、午後までお酒の影響が残ってしまうでしょう。

◆二日酔いを防ぐため、飲む量だけでなく、飲む時間にも気をつけよう

52ページで「お酒は適量飲むことが大事」と言いましたが、何時まで飲むか、も実はこのように大事。**アルコール分解にかかる時間のことも考えると、お酒は早めの時間に切り上げるほうがよい**のです。

理想は午後9時、遅くとも夜10時に切り上げるようにすれば、翌日の仕事や予定に響かないでしょう。

飲酒後、小腹が空いたときに脂っこいものを食べないこと

◆こってりしたもの→肥満→脂肪肝にまっしぐら！

お酒を飲んだ帰り道、一何だか小腹が空いたな」と感じることはありませんか？「そういえばお酒ばかり飲んで、あまり食べていなかったからな」「おつまみはごはんとは別。やはりおなかに何かたまるものを入れないと」と、帰りにラーメン屋さんに寄ったり、コンビニでスナック菓子やお弁当を買ったり、家に帰ってからお茶漬けを食べたりしたことのある人も多いでしょう。

なぜ飲酒後におなかがすくのでしょう？　お酒にもちゃんとエネルギーがあります。それなのに、なぜ空腹だと感じるのでしょうか？

答えは、体内に入ったアルコールのエネルギーの大半は、筋肉などですぐに使

われてしまうから、です。**つまりアルコールで摂ったエネルギーは体内に蓄積される率が低い**のです。空腹を感じるのは「エネルギーが足りない」という体からの声で、「ごはんやめんなどに含まれる糖がないと、肝臓が働けないよ」という意味なのです。ですから〝お酒を飲んだ後に、何かを食べるのが悪い〟とも言い切れません。

ただし、**お酒を飲んだ後に何を食べるかが問題**です。

飲酒後、肝臓はアルコールを分解するため、せっせと働いています。そこにチャーシューメンやとんこつ系のラーメン、油で炒めたチャーハンや焼きそばなど、こってりとしたものを食べてしまったら、余分な脂肪摂取→肥満→脂肪肝につながる心配があります。

飲酒後に小腹が空いて我慢できないときは、フルーツやチョコレートなど、糖分が含まれたものを少量食べると血糖値が上がるので、体も満足できるでしょう。

それでも二日酔いしてしまったら！たっぷり水分補給、食べるのも効果的

◆じゃんじゃん水を飲んでアルコール濃度を薄め、排尿を促そう

「適量を守る」「何かをつまみながら飲む」「夜は早めに切り上げる」などを心がけても、二日酔いしてしまうこともあるでしょう。ツライ二日酔いを解消するポイントは、体内に残っているアルコールを外に出すこと、そしてアルコールが代謝してできたアセトアルデヒドの分解を促進することです。

体内に残っているアルコールを外に出す方法として手っ取り早いのが、水をじゃんじゃん飲んで汗をかくこと。水分を補給すると血中のアルコール濃度が薄まりますし、血中の水分が増えればアルコール分も尿と一緒に排泄されるでしょう。

◆フルーツや梅干し、シジミやあさりを摂ろう

何かを食べることも、二日酔い解消に効果があります。**食べ物が体内に入ると、肝臓の血液が増して、働きがアップ。代謝もスピードアップする**でしょう。二日酔いで吐き気があるときまで「無理に食べろ」とは言いませんが、食べられるのであれば食事を摂ったほうが早くラクになるでしょう。

おすすめはフルーツです。**フルーツに含まれる果糖は、アルコールの代謝を高める作用があります。**ただし食べ過ぎはいけません。果糖の摂り過ぎは中性脂肪の量を増やすので、脂肪肝を招いてしまいます。

昔から二日酔いにいいとされている梅干しもよいでしょう。**梅干しに含まれているピクリン酸は肝臓を活性化させる働き**があります。また飲み過ぎた後は胃腸も疲れているので、豆腐など消化によいたんぱく質もおすすめ。**肝臓を守る栄養素が含まれるシジミやあさりのみそ汁やスープを飲むのもよい**でしょう。

疲れているときは、肝臓の働きも弱っている少量の飲酒でも肝臓の負担に

◆肝硬変になって飲酒を続けていると5年生存率は35%以下

「疲れているな」と自分で感じるときは、肝臓の働きも弱っているもの。そういうときは、お酒を飲むのを控えたほうがいいでしょう。「残業が続いて、睡眠不足」「会議などの資料作成で無理をした」ときなど、「さほど量は飲んでいないのに、今日は酔うのが早いな」と感じた経験はありませんか？　そういうときは、間違いなく肝機能が低下しています。

肝臓の働きが低下しているときに、お酒を飲むと、さらに肝臓に負担がかかります。**疲労を無視して飲めば飲むほど、肝機能は低下**します。ちなみにアルコール性肝硬変になったにもかかわらず、飲酒を続けていると、その5年生存率は35%以下！　いかに飲酒が肝臓に負担をかけるかが、この数字を見てもよくわかる

でしょう。

「疲れているけれど、やっぱり飲みたい」「疲れているからこそ、ストレス発散のため飲みたい」「疲れているから今日は少量のつもりで飲み始めたけれど、飲んでいたら気持ちよくなって、ついつい飲み過ぎてしまった」など、お酒好きな人たちの中には、ややアルコール依存ぎみの人もいます（46～49ページ参照）。

酒量を自分でコントロールする自信のない人は、「一人で飲まない」こと。そして飲むペースが速いとき、量が多くなりそうなときは、家族や一緒にいる人に注意してもらうようにあらかじめ頼んでおくといいでしょう。

飲み会に出席するときなど、たとえば**「健康診断で注意されたので、最近、酒量を控えめにしている」「今日は体調が悪いので、お酒は1杯だけ」**など、**周囲に宣言しておく**のもよい方法です。

薬を飲んだら、お酒は飲まない！飲み合わせで副作用が現れることも

◆飲酒で薬の作用が強く出たり、効きにくくなったり

薬とお酒を一緒に飲むのは、とても危険です。ありがちなのは、「かぜをひいたから市販のかぜ薬を飲み、さらに日本酒を飲んで体を温めて寝よう」などというパターン。一見、何でもないように思えますが、アルコールも薬物の一種。飲み合わせる薬によっては、薬の作用が強く出る、逆に薬が効きにくい、新たな副作用が出る（＝薬物相互作用）心配があります。

とくに**要注意なのは、睡眠導入剤です。睡眠導入剤とお酒を一緒に飲むと意識障害を起こすこともあり、場合によっては命にも関わります。**

また「飲酒の習慣があると、手術時など麻酔が効きにくい」「糖尿病で血糖降

下薬を使っている人がお酒を飲むと、薬が効き過ぎて低血糖を起こす」ことがあります。かぜ薬、頭痛薬、解熱剤などの薬を用いるときは、絶対にお酒は飲まないよう肝に銘じておきましょう。

アルコールと一緒に服用すると危険な薬

必要以上に薬効をもたらす薬
- 睡眠導入剤
- 解熱・鎮痛剤
- 総合感冒薬
- 狭心症治療薬
- 精神安定剤
- 血糖降下薬

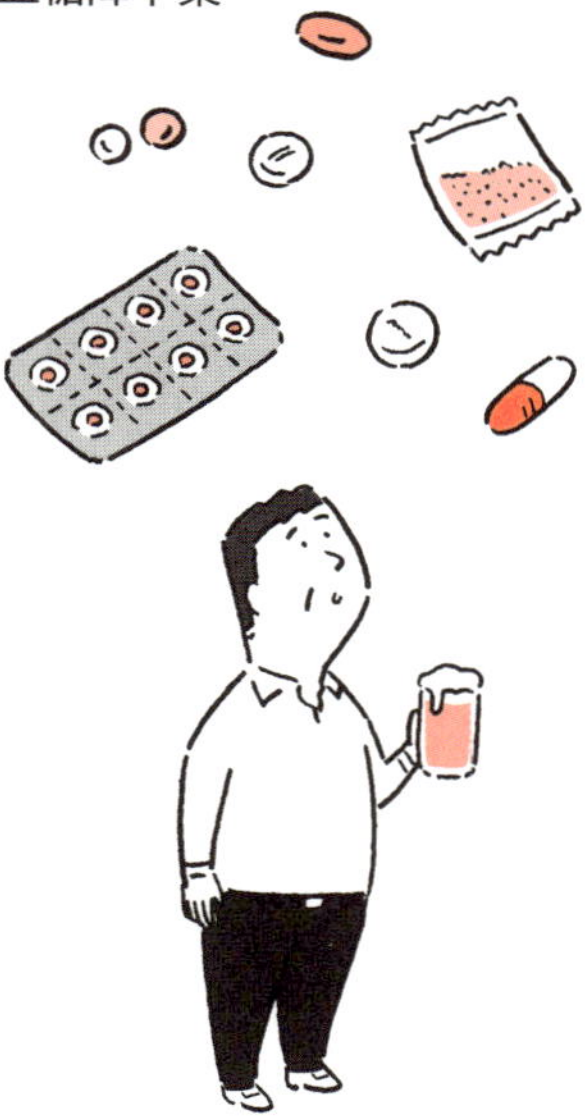

悪酔いを起こす薬
- 血糖降下薬
- 抗生物質
- 抗がん剤
- てんかんの薬

毎日の飲酒は肝臓、すい臓、胃への負担に。週に2日は休肝日を作ろう

◆「お酒に強くなる」のは、実は危険なことです

毎日お酒を飲んでいると、肝臓はそれに慣れて、アルコールを速く処理できるようになります。またもともとは「お酒に弱かった人」でも、毎晩のようにお酒を飲んでいると、アルコールを分解する酵素の働きが高まって、そこそこ飲めるようになってきます。

これらは、いわゆる「お酒に強くなる」状態。「よし！　お酒が強くなればもっとお酒が楽しめるぞ」と思うかもしれませんが、お酒が強くなる＝肝臓が強くなる、ということではありません。逆に、**お酒が強くなる＝肝臓をそれだけ酷使しているる**と考えてください。毎日お酒を飲むことは肝臓だけでなく、すい臓や胃

にも負担をかけています。

◆2日の休肝日は、月曜と木曜のように間をあけて

習慣的に飲酒している人は、週に2日は完全にお酒を飲まない日を作りましょう。**肝臓は非常に回復力のある臓器なので、1週間に2日間しっかりと休ませてあげれば、傷んだ細胞もよみがえる**でしょう。

このときに気をつけてほしいのが、〝月曜日と火曜日〟などのように、お酒を休む2日間をくっつけず、〝月曜日と木曜日〟のように離して、休肝日を作ること。**連続して2日間飲酒を休むよりも、24時間肝臓を休ませる時間を2回持つことが重要**なのです。

コラム

迎え酒って、本当に効くの？

「二日酔いのときは、冷たいビールをグイっと飲めば、すっきりしたよ」。お酒好きな人の中には、「迎え酒で二日酔いなんか吹き飛ばすのが、真の酒飲み」と豪語する人もいます。でも肝臓の健康を考えると、これは一番やってほしくないお酒の飲み方です。二日酔いは、体内にアルコールや分解しきれないアセトアルデヒドが残っている状態です。そこにさらにアルコールを摂取すると、ずっと働き通しの肝臓に、さらに負荷をかけることになります。二日酔いの朝にビールなどのお酒を飲んでスッキリした気分になるのは、新たな酔いが加わって、気持ち悪さがマヒしているだけなのです。

第3章

肝臓をいたわる食べ方と肝機能低下が気になる人におすすめの食材

非ウイルス性の肝臓病は生活習慣病のようなもの

◆肝臓の健康を守る食べ方、7つのコツ

第2章では肝臓の健康とお酒の関係について、ご説明しました。しかし肝臓の機能を低下させる要因は、お酒だけではありません。肝臓に脂肪がたまる脂肪肝を始め、非ウイルス性の肝臓病は飲み過ぎ、食べ過ぎを避け、適度な運動で改善できる生活習慣病の一種と考えてよいでしょう。**アルコールの摂取量に気をつけるのと併せて、ぜひ食生活も見直してください。**

食生活で守るべき基本は次の7つです。

1　栄養バランスを考えて、食べる

2　規則正しく、食べる

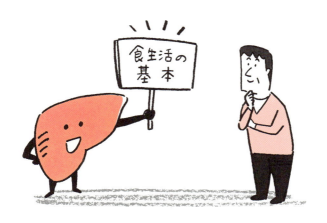

3　適正な量のエネルギーを摂る
4　良質なたんぱく質をしっかり食べる
5　脂質や炭水化物は摂り過ぎない
6　ビタミン、ミネラル、食物繊維はしっかり摂る
7　食品添加物は控える

どんな栄養素が肝臓にいいのかについては、この第3章でできるだけ具体的な食品名を挙げてご紹介したいと思います。

基本は、栄養バランスの整った食事を。多種類の食材を少しずつ食べよう

◆同じものを食べ続けない、主菜の材料は毎食変える

一あらためて言われると栄養バランスのとれた食事って、どんなもの？」と思う人も多いでしょう。そこで献立を考えるとき、メニューを選ぶときのコツをご紹介しましょう。

1 多種類の食材を少量ずつ食べる

食品は種類によって含まれる栄養素が異なります。多種類の食材を少量ずつ食べれば、結果的にたくさんの栄養が摂れることになります。

2 主菜の材料は日替わりで

1日3食の中でも、肉、魚、卵、大豆製品など、まんべんなく主菜を選ぶとい

いでしょう。3食中の1食は大豆や大豆製品にして、残り2食を肉、魚、卵などにするのがおすすめです。

3 副菜にはいろいろな種類の野菜を食べる

野菜、きのこ、海藻など、3～4種類以上を組み合わせて毎食摂りましょう。

4 いも、大豆以外の豆類は1日1回にする

いもや大豆以外の豆類は炭水化物を多く含み、高エネルギー。摂り過ぎないように気をつけてください。

5「もう1品」は低エネルギーのものを

副菜は野菜の煮物、きのこ、海藻など低エネルギーの食品を選びましょう。

6 1食につき油を使った料理は1品にする

たとえば主菜が炒め物なら、副菜は油やドレッシングを使わない和え物や冷奴などにして、油を摂り過ぎないように。

1日3回規則正しく食べることが、肝臓に一番負担をかけない

◆食事を抜くと、肝臓の働きが悪くなります

日本人が朝昼晩と1日3回の食事を摂るようになったのは、江戸時代後半になってからだとか。その真偽はともかく、1日3回の食事を規則正しく摂ることは、体に備わっている生体リズムを整えるため、栄養バランスをとるために、とても大事です。

でも「朝は少しでも寝ていたい」「昼食は忙しくて、食べる時間がなかった」「お酒&おつまみが夕食代わり」など、1日2食の人も少なくありません。しかし1日2食以下にすると、1回の食事量が多くなり、肥満を招く心配があります。

1日3回の食事を摂ることは、肝臓の健康を保つためにも大切です。たとえば

朝食を摂らないと、午前中の活動エネルギーが足りません。すると肝臓は蓄えていたグリコーゲンをブドウ糖に分解し、各臓器や筋肉へと送ります。その結果、**肝臓を機能させるためのグリコーゲンが不足！　肝臓の働きが低下**するのです。

◆朝食を食べて、乱れたリズムを改善しよう

朝食をぬいた上に、さらに「朝食を食べなかったから、ランチはしっかり食べてエネルギーを補給しよう」と昼食で丼ものやごはん大盛りの定食、大盛りのパスタなどを食べてしまったら大変！　炭水化物をたくさん摂ると、さらに肝臓に負担をかけてしまいます。1日3回の食事のリズムが乱れている人は、まず**朝食を食べることから始めましょう。そして夕食は就寝の3時間前までに摂る**こと。残業などで、どうしても夕食の時間が遅くなるときは、カロリーや脂質が控えめで、消化のよいものを食べるように心がけてください。

肥満は生活習慣病や肝臓病のリスク。太らない食事を心がけよう

◆その体重は身長に見合ってる？　ＢＭＩで、自分の体を客観視

肥満はさまざまな生活習慣病のリスクになるだけでなく、肝臓の健康にとってもよくありません。とくに脂肪肝状態になっている人は、今以上に太らないようにコントロール、人によっては少し減量するように頑張ってみましょう。しかし「やや小太りなほうが長生きする」という説もありますので、過酷なダイエットを課す必要はありません。

まずは自分の肥満度を知るため、ＢＭＩを計算してみましょう（93ページ参照）。

ＢＭＩは身長に見合った体重かどうかを見る指標の一つで、22が基準とされています。**ＢＭＩを計算して「肥満」と出た人は、肝臓にも負担をかける食生活に**

ＢＭＩの計算式

BMI (Body Mass Index) ＝ 体重（kg） ÷ 身長（m） ÷ 身長（m）

BMI数値と肥満度

BMI	日本肥満学会による判定
18.5未満	やせ
18.5～24.9	ふつう
25.0～29.9	肥満1度
30.0～34.9	肥満２度
35.0～39.9	肥満３度
40.0以上	肥満４度

BMI（Body Mass Index）とは、WHO（世界保健機関）などで国際的に使われている肥満度を判定できる体格指標。日本の医療機関でも使用されている。

なっている可能性が大。ぜひ毎日の食事内容や食べ方を見直してください。

また併せて、自分にとって適正な食事量を知っておくと便利です。1日に必要なエネルギー量は活動量によって異なりますので、94ページの表を参考にして、計算してみましょう。

適正な食事量を算出するための計算法

●1日に必要なエネルギーを算出するための計算法

1日に必要なエネルギー量 ＝ 標準体重（kg） × 標準体重1kgあたりに必要なエネルギー量（kcal）

●標準体重を算出するための計算法

標準体重（kg） ＝ 身長（m） × 身長（m） × 22

健康な人の標準体重1kgあたりの1日に必要なエネルギー量の目安

身体活動レベル「低い」	活動量が少ない場合や安静にしている人	25～30kcal
身体活動レベル「ふつう」	ふつうに仕事をしている人	30～35kcal
身体活動レベル「高い」	活動量が多い人	35kcal～

●肝臓病の人の標準体重1kgあたりの1日に必要なエネルギー量の目安

脂肪肝の人	20～30kcal
それ以外の肝臓病の人	30kcal～

おもな外食とおやつのエネルギー量（kcal）

とんかつ定食	1300	ショートケーキ	310
ビーフカレー	960	ポテトチップス（50g）	277
オムライス	860	ドーナツ	194
シーフードドリア	850	大福もち	165
うな重	828	コーラ（350ml）	156
てんぷら定食	800	ソフトクリーム（100g）	146
牛丼	682	カスタードプリン	139
親子丼	620	アイスクリーム（50g）	90
ミートソース	600	オレンジジュース（200ml）	88
てんぷらそば	584	シュークリーム	86
しょうゆラーメン	510	コーヒー飲料（190ml）	72
にぎりずし	440	コーヒー（95g）	4

◆毎日体重測定、増えたら2~3日のうちに戻そう

自分がエネルギーを摂り過ぎていないかどうかは、体重を測ってチェックします。体重は「毎朝トイレをすませた状態で」など同じ条件で測ること。外食が続くと、エネルギーの過剰摂取になりがち。体重が増えたら、2~3日で戻すように食事量を調節しましょう。

食欲がないときは、肝臓が疲れている証拠。無理して食べないことも大事

◆「疲れているから、食べなければ！」はストレスになる

「食事は1日3回、規則正しく摂ること」と言われても、食欲がないときもあるでしょう。そういうときは**「体や肝臓が疲れている証拠」と受け止めて、無理をしないことも大事**です。

食欲がないときは、ちょっと箸をつけて食べられるようだったら食べる、食べたくなかったら途中で止めてOK。「疲れているからこそ、何とか栄養を体に入れないと！」と頑張ると、それがストレスになり心身をさらに疲れさせるでしょう。

食欲がないときは胃液の分泌も減っています。油の多い揚げ物や炒め物はもちろんですが、食物繊維の多いごぼうやレンコンなども消化に悪いので、避けたほ

うがよいでしょう。

◆肝臓が弱りだす30代は、他の不調も現れやすい

また肝臓の働きが落ちてくる30代、40代は血圧、血糖値など、他の数値も気になってくる年代です。血圧が気になる人は、調味料を控えめにして塩分摂取量を減らしましょう。ハムやウインナー、かまぼこ、ちくわ、干物などの加工食品は塩分たっぷりの要注意食品です。血糖値が気になる人は、炭水化物を摂り過ぎない、太らない食事が基本になります。

胃腸など消化器の不調が気になる場合は、常に消化のいいものを選び、少量ずつよく噛んで食べることを意識しましょう。トウガラシなど刺激の強い食べ物、アイスクリームやカキ氷などの冷たい食べ物や飲み物、コーヒー、炭酸飲料は胃腸に負担をかけるので、なるべく避けたほうがいいでしょう。

免疫の要、腸の健康は、脳や肝臓にとっても大事です

◆脂肪肝や非アルコール性脂肪性肝炎の人は、腸内細菌のバランスが悪い

ここ数年、腸の重要性が広く認識されるようになって、「腸は第2の脳である」と表現されることもあります。なぜかというと、腸の役目は食べたものを消化し、栄養を吸収するだけではなく、免疫の要だからです。人間が持つ免疫力の70％が腸に備わっていると言われています。また最近話題のしあわせホルモンと呼ばれるセロトニンやドーパミンは脳から分泌されますが、それを作るのも腸。しあわせホルモンの量が減ると、意欲が減退してうつ状態になる心配があります。

さて、腸内環境と肝臓の健康について直接つながるような研究報告は、残念ながらまだありません。しかし脂肪肝や非アルコール性脂肪性肝炎（ＮＡＳＨ）に

なる人は、腸内細菌のバランスが崩れているようだという報告はあります。

非アルコール性脂肪性肝炎（NASH）とは

日本には脂肪肝の人が約2000万人いると推定され、そのうち100万人程度がNASHだと考えられています。

肝臓に脂肪がたまる（脂肪肝）と、肝細胞内のミトコンドリアで活性酸素が発生。活性酸素がミトコンドリアそのものを傷つけます。さらに活性酸素は中性脂肪を過酸化脂質に変えてミトコンドリアを傷つけ、肝炎が起こるのです。

こんな人がＮＡＳＨになりやすい

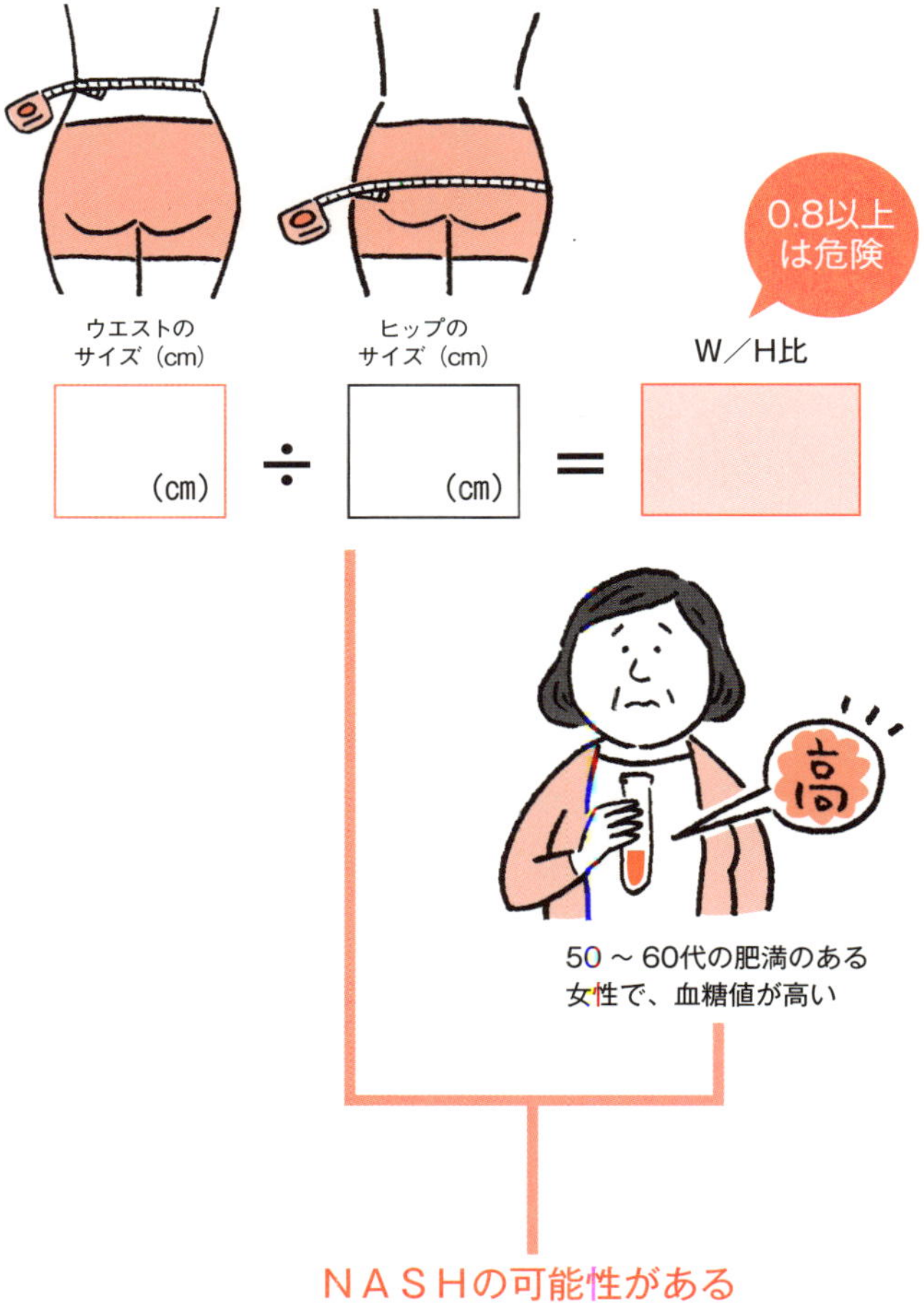

◆腸内環境のバランスはちょっとしたことで崩れやすい

腸の中には100兆個もの腸内細菌がいて、その働きから、健康にいい働きをする善玉菌、よくも悪くもない日和見菌、体に悪い働きをする悪玉菌の3タイプに分けられます。ちなみに日和見菌は強い側につきます。ですから善玉菌を活性化させることができれば、日和見菌も善玉の味方として働き、腸内の健康を保てます。

腸内細菌の理想的な割合は、善玉菌2対日和見菌7対悪玉菌1の割合です。しかし食事やストレスなど、ちょっとしたことでこのバランスはすぐに崩れ、腸内環境は悪くなってしまいます。**腸内環境の悪化は便秘や下痢だけでなく、免疫力の低下につながります。**ですから、腸内環境の悪化はさまざまな病気にかかりやすくなる、ということにつながるのです。肝臓の健康にとっても、腸内環境のバランスは大きく変化させないほうがいいでしょう。

炭水化物不足は肝臓によくないが、摂り過ぎると脂肪肝につながる

◆炭水化物はグリコーゲンとして肝臓に貯蔵される

脂肪肝やＮＡＳＨを予防するためには、炭水化物（糖質）を摂り過ぎないようにして、太らないことが大事です。しかしここ数年、ダイエット法として人気の糖質制限食のように、徹底的に炭水化物の摂取量を減らす必要はありません。

肝臓の健康を守るために積極的に摂ってほしいのがたんぱく質（１０６ページ参照）です。しかしせっかく**高たんぱく質の食品を摂っても、炭水化物が不足していると、その代わりにたんぱく質がエネルギー源として使われて、肝臓の回復などにまで回らなくなってしまいます。**

またたんぱく質をエネルギーとして使おうとすると、その過程で有毒物質のア

ンモニアが発生してしまいます。このアンモニアを解毒するのは肝臓の役目。ですから炭水化物不足は2つの理由で、肝臓によくないのです。

たんぱく質の働きを支え、肝臓の健康を守るためには、ごはんやパンなどの主食に多く含まれる炭水化物を〝適量〟摂るように心がけましょう。炭水化物は体内に入ると、その一部がグリコーゲンに変えられ肝臓に貯蔵、肝臓の活動を支えるエネルギーになります。

ただし摂り過ぎはＮＧ。炭水化物を摂り過ぎると、中性脂肪が作られ、余った中性脂肪は肝臓にたまり、脂肪肝となります。

また同じ炭水化物でも、砂糖は肥満や糖尿病に直結するので注意！　**肥満を防ぎ、肝臓をいたわるためには、精白米や精製した小麦で作った白いごはんやパンよりも、食物繊維をたっぷりと含んだ玄米や全粒粉パン、ライ麦パンなどがおすすめです。**

脂質の摂り過ぎはよくないが、ほどほどの量は必要

◆脂質が足りないと、肝臓の代謝が悪くなる

肝臓の元気がないときは、できるだけ肝臓に負担をかけないようにすること。肝臓に負担をかけるのは「飲み過ぎ」「食べ過ぎ」「炭水化物の摂り過ぎ」、そして「脂質の摂り過ぎ」です。

肝臓の機能が落ちているときは、脂肪の処理能力も下がっています。脂質を多く含む食べ物は、脂身の多い肉や油をたくさん使って調理する揚げ物、炒め物など。しかし脂質の摂取を極端に制限するのもよくありません。

脂質は3大栄養素（食物に含まれる成分で、体にとって必要なもの。残りの2つは炭水化物とたんぱく質）の1つで、ビタミンA・E・D・Kなど、油脂に溶

ける脂溶性のビタミンの吸収をよくする働きがあります。極端な脂質制限をして、**脂質が足りなくなると、脂溶性ビタミンの吸収が悪くなり、肝臓の代謝の働きにも悪影響を与える**でしょう。

総エネルギー量の20〜25％が1日に必要な脂質の量で、約30〜40gが目安です。しかし普段、私たちが食べている食品にも結構脂質が含まれているので、栄養バランスのとれた食事を心がけていれば、ほぼ必要量はとれてしまうでしょう。ですから、**普段から「脂っこい食事」は控えめにするほうが、肝臓にとっては安心**です。

また肝臓は有害物質の解毒をする臓器です。たとえば古くなった油（過酸化脂質）は体にとって有害なので、使い残した古い油を使うのは止めましょう。賞味期限を過ぎてしまったスナック菓子や揚げせんべい、インスタントラーメンなども、肝臓の健康のためには避けたほうがいいでしょう。

肝細胞の働きを高め、肝臓を修復するため、たんぱく質が必要

◆卵、牛乳、鶏肉、魚、大豆や大豆製品、牛肉、豚肉、羊肉の順におすすめ

肝臓の健康が気になる人、「最近、肝臓が疲れているかも」と感じている人にぜひ積極的に摂ってほしい栄養素がたんぱく質です。肝細胞の働きを高め、ダメージを受けた肝臓を修復するには、良質のたんぱく質が欠かせません。**積極的に摂ってほしいたんぱく質源を順番にあげると、卵、牛乳、鶏肉、魚、大豆や大豆製品、牛肉、豚肉、羊肉**です。

肝機能を回復させるためには、肝細胞の細胞膜を正常にすることが大切ですが、細胞膜の90％がレシチンというリン脂質でできています。卵の黄身や大豆には、このレシチンが含まれています。魚には悪玉コレステロールを減らす多価不飽和

おすすめのたんぱく質源

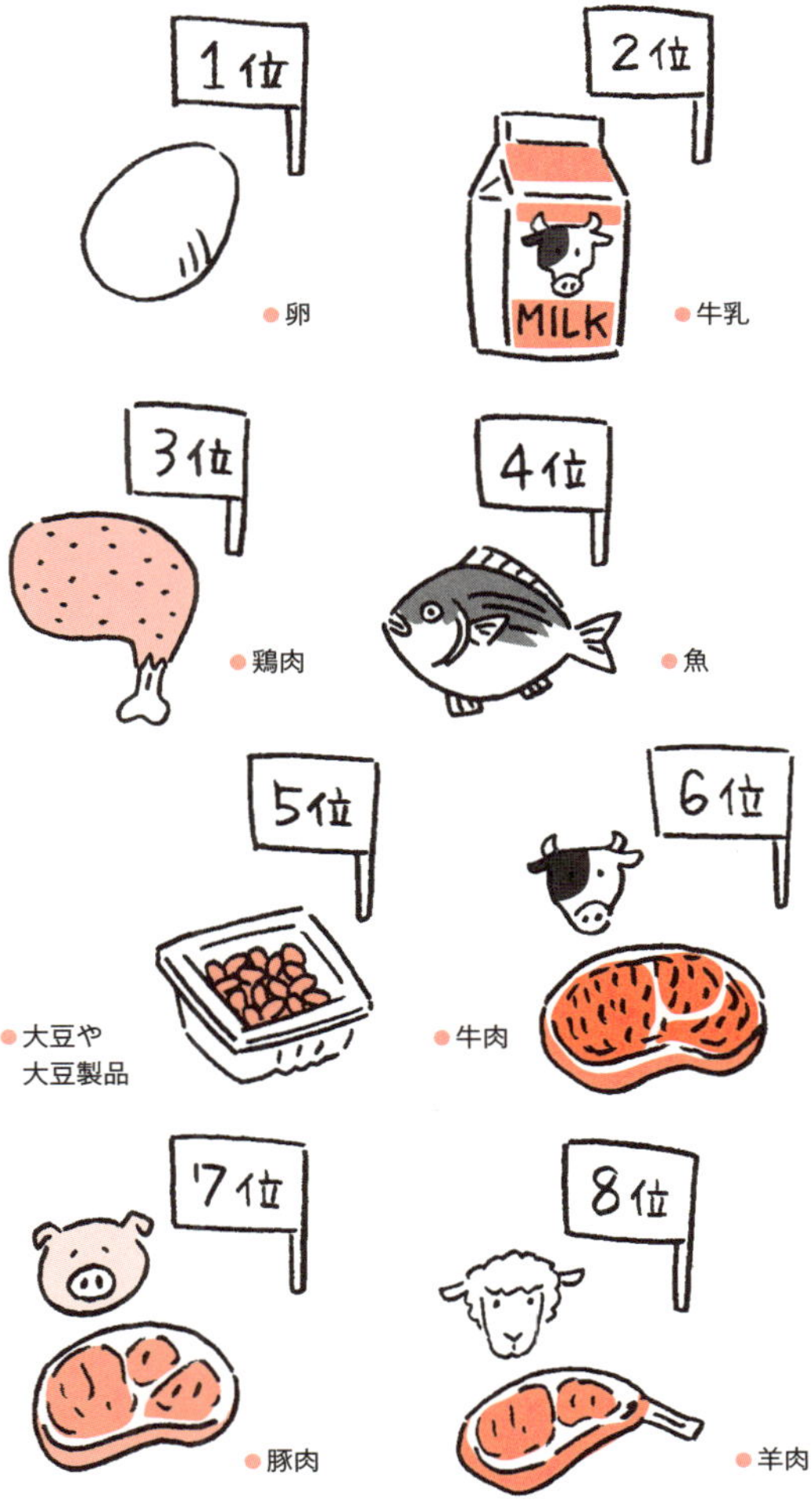

脂肪酸や肝臓にいい働きをするタウリンが含まれています。

代謝や解毒など、肝臓が働くときに必要な栄養素がビタミンです

◆肝臓が悪い人は、ビタミンもより多く必要に

肝臓でたんぱく質や炭水化物などが代謝されるときに働く酵素を助ける、これらの栄養素が効率よく使われるための触媒のような働きをするのがビタミンです。

肝臓の機能が落ちている、障害があると、ビタミンの欠乏が起こりやすくなります。

ビタミンは肝臓の解毒作用にも関係しています。**体内に入った有害物質をスムーズに解毒できるのも、ビタミンが存在するから**です。

また元気のない肝臓がビタミンを必要とするのは、ビタミン欠乏を補うためだけでなく、**ビタミンそのものが肝臓に侵入したウイルスと闘う、破壊された肝細**

とくに不足しやすいビタミン

ビタミンの種類	主な働き
ビタミンB_1	炭水化物の代謝を促進し、中枢・末梢神経の働きを正常にさせる
ビタミンB_2	アミノ酸や脂肪、炭水化物の代謝にかかわり、たんぱく質や胆汁酸、コレステロールの合成に作用する。体内の過酸化脂質の分解を助ける
ビタミンB_{12}	炭水化物、脂質、たんぱく質の代謝を促進する。赤血球を増やし、神経系を正常に働かせる
ビタミンC	コラーゲンの合成に作用する。抗酸化作用をもち、免疫力を高める。抗がん作用を強化し、インターフェロンの合成能力を高める

胞を修復する、肝臓に貯まった脂肪を取り除くといった働きもするからです。

　何らかの原因で肝細胞が破壊されると、ビタミンを貯蔵・合成する働きが低下します。ですから**肝臓のトラブルがあるときは、健康な人の2～3倍量のビタミン摂取が必要になる**のです。

「やっぱり牛肉や豚肉が食べたい」人は、部位を上手に選べばOK

◆肉を食べるときは、脂質の量に気をつけよう

おすすめのたんぱく質源として、鶏肉は3位、牛肉は6位、豚肉は7位です。しかし「肉が大好き！　牛肉や豚肉もやっぱり食べたい」という人は、もちろん食べてOKです。**鶏肉、牛肉、豚肉には良質のたんぱく質が含まれているだけでなく、ビタミンも豊富。ただし脂質が多いので、食べ方に気をつけてほしい食材**なのです。

牛肉や豚肉の場合は、脂肪がついたロースやばら肉は避けてください。たとえばバラ肉を使った豚の角煮、スペアリブ、サーロインステーキ、サラミソーセージなどは避けたほうがいい食品です。

牛肉や豚肉でおすすめなのは肩肉やヒレ肉、モモ肉など脂身の少ない部分です。鶏肉は牛肉や豚肉ほど、脂身は多くなく、とくに胸肉やささみは脂質が少なく高たんぱくなのでおすすめ。ただし胸肉を使う場合でも、脂肪分の多い皮は除きましょう。

おすすめの肉の食べ方

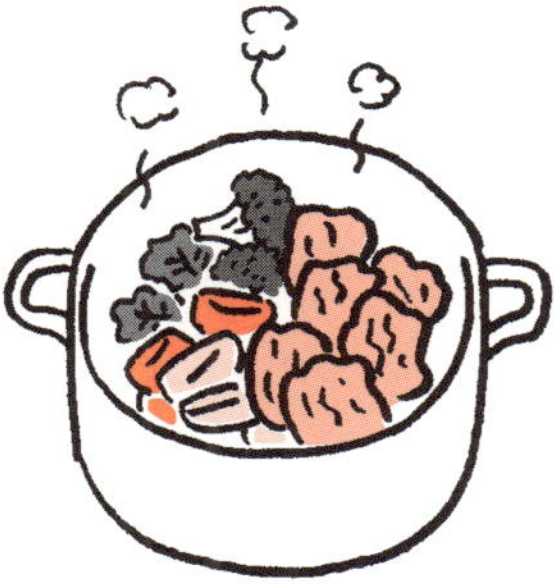

●野菜と一緒に蒸す

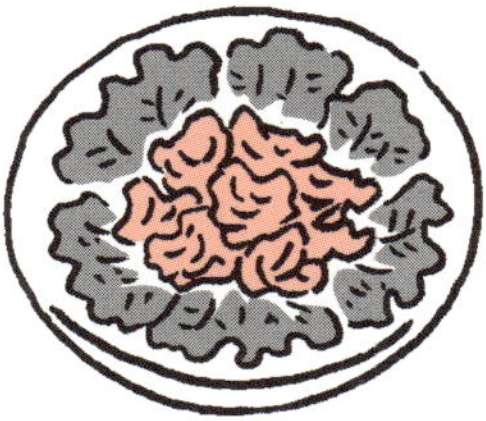

●ゆで豚やしゃぶしゃぶにして、脂肪分を落とす

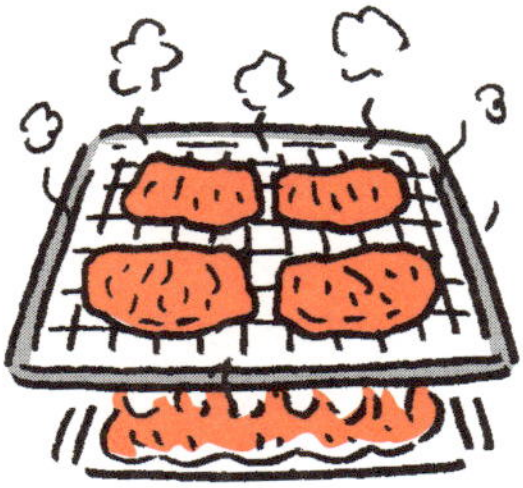

●牛肉（脂身の少ない部分）や豚肉を網焼きにする

魚に含まれている脂質は脂肪肝の予防につながる！

◆代謝を促進、肝細胞の再生を助けるタウリンも見逃せない！

魚はおすすめのたんぱく質源の4位です。魚が肝臓にいいたんぱく質である理由は2つあります。

1つは魚の脂質にはEPA（エイコサペンタエン酸）、DHA（ドコサヘキサエン酸）という「多価不飽和脂肪酸」が含まれていること。EPAやDHAは脳の健康にいいと注目されている物質ですが、これら**多価不飽和脂肪酸は肝臓での中性脂肪の合成を抑えるので、脂肪肝の予防**につながります。

肝臓の中性脂肪が減る→肝臓から放出される中性脂肪も減る、その結果、悪玉のLDLコレステロールを減らすことができます。

もう1つは、タウリンが豊富に含まれていること。タウリンは肝臓での代謝をスムーズにして胆汁の分泌を促進する、肝細胞の再生を助ける、肝機能を維持するのに役立ちます。

ＥＰＡとＤＨＡの多い魚介と100gあたりの含有量

魚の種類	100gの目安	EPA	DHA
本マグロ（トロ）	刺身（5〜6切れ）	1.4	3.2
サバ（ノルウェー産）	大1切れ	1.6	2.3
キンキ	1尾	1.5	1.5
ハマチ（養殖）	刺身（5〜6切れ）	1.0	1.7
ブリ	刺身（5〜6切れ）	0.9	1.7
サンマ	1尾	0.9	1.7
イワシ（マイワシ）	大1尾	1.2	1.3
タチウオ	小1切れ	1.0	1.4
サバ（水煮缶詰）	約1／2缶	0.9	1.3
ウナギ（かば焼き）	1串	0.8	1.3
銀鮭	1切れ	0.7	1.2
ニシン	2／3尾	0.9	0.8
マダイ（養殖）	1切れ	0.6	0.9
身欠きニシン	2本	0.8	0.6
カツオ（秋穫り）	刺身（5〜6切れ）	0.4	1.0
アナゴ（蒸し）	小2尾	0.8	0.5
サワラ	1切れ	0.4	0.9
マサバ	大1切れ	0.5	0.7
ハタハタ	5尾	0.5	0.7
ホッケ開き	1／2尾	0.6	0.4
ハモ	2切れ	0.2	0.6
ニジマス	大1尾	0.1	0.6
スズキ	1切れ	0.3	0.4
サケ（シロザケ）	1切れ	0.2	0.4
アジ（マアジ）	小2尾	0.2	0.4

参考資料：「五訂増補　日本食品標準成分表　脂肪酸成分表編」

シシャモ、ウルメイワシ、ワカサギ、ジャコなど、小魚に脂肪分解成分が

◆魚ではタウリンとコレステロールの割合もチェックしよう

前ページで「魚に含まれるタウリンも肝臓にいい」と言いましたが、注意してほしいのがコレステロール量！　含まれているコレステロール量が多すぎると、肝細胞の細胞膜が硬くなり、正常に働くのを邪魔してしまいます。前ページでは魚に含まれるＥＰＡとＤＨＡの量をご紹介しました。本項では、「食品にタウリンがコレステロールの何倍含まれているか」を表すT／C比もご紹介しましょう。T／C比が2・0以上あれば血中コレステロールを下げ、肝臓にもよいとされています。

またシシャモ、ウルメイワシ、ワカサギ、ジャコなど小魚に含まれている「エ

魚介類と肉のタウリン／コレステロール比

食品名		タウリン（mg／100g）	コレステロール（mg／100g）	T/C比
マアジ		228.9	63.4	3.6
マイワシ		175.7	77.4	2.3
カツオ		163.7	55.4	3.0
モンゴウイカ		424.9	137.5	3.1
サバ		168.0	61.8	2.7
サンマ		186.6	71.2	2.6
キダイ		388.5	98.5	3.4
マダイ		192.9	69.0	2.8
ブリ		187.2	48.2	3.9
牛	肩ロース	48.8	79.4	0.6
	レバー	45.2	281.9	0.2
鶏	胸肉（皮なし）	14.3	55.5	0.3
	レバー	129.4	372.6	0.3
豚	肩ロース	50.9	61.2	0.8

参考資料：「食品・料理のコレステロール量早わかりハンドブック」（主婦の友社刊）

ラスターゼ」は血管の弾力性を保ち、動脈硬化を防ぐ作用があります。しかも**エラスターゼには脂肪の分解を促す働きがあり、脂肪肝が改善される**ことがわかっています。実験によって、肝硬変を予防する働きも確認されています。

「カキを食べると悪酔いしない」は事実！ 肝臓をアルコールの害から守る働きが

◆カキには肝臓に必要な栄養がバランスよく含まれている

「酒飲みは、カキを食べるとよい」「カキを食べると悪酔いしない」、昔からよくそんなふうに言われています。これは迷信ではなく、事実！ **カキには肝臓をアルコールの害から守る働きがある**のです。

最初にもお話ししたように、肝臓は「代謝」「胆汁の分泌」「解毒」など、体にとって大切な働きを担当しています。肝臓がしっかりと働くには、グリコーゲンやアミノ酸、各種ビタミンやミネラルが必要ですが、カキにはこれらの栄養素がバランスよく含まれているのです。

さらにカキの身には肝臓のパワーの源となるグリコーゲンが豊富。またカキにはグルタミン、グリシン、メチオニン、シスチン、タウリンなど各種アミノ酸が含まれ、これらが体内の毒素を分解して体外に運び出します。

◆加熱すると、大切なビタミンが失われてしまいます

アルコールは肝臓で分解され、アセトアルデヒドという体に悪さをする有害物質に変わります。カキに含まれているグリコーゲンやアミノ酸、亜鉛は肝臓の働きを高めるので、このアセトアルデヒドの分解・無毒化をサポートするのです。またこれらアミノ酸は、破壊された肝細胞を修復するときの材料にもなります。

カキはできれば生で食べるとよいでしょう。熱を加えるとビタミン類が失われる心配があり、ビタミンが失われるとミネラルやタウリンも効率的に摂取できないのです。**「生が苦手」な人は、さっとあぶる、ゆでるなど、加熱しすぎない食べ方がおすすめ**です。

シジミにもタウリンが豊富。ビタミンB_{12}など、肝臓の働きを助ける成分も

◆タウリンは水に溶けやすいので、みそ汁やスープがおすすめ

「二日酔いの朝は、シジミのみそ汁を飲めばいい」と言われます。これにもちゃんと理由があるのです。

シジミには肝臓にとってよい栄養素、たんぱく質、ビタミン、ミネラルの他、タウリンが含まれています。タウリンには肝細胞の膜を丈夫にする作用があります。つまり**シジミのタウリンをきちんと摂れば、ダメージを受けた肝細胞が修復されるとき、肝細胞の膜（細胞の壁）を丈夫に作ってくれる**のです。

さらにタウリンは肝細胞でＡＴＰという酵素の合成を高める働きをします。肝細胞が修復・再生されるときには、十分な量のＡＴＰが必要。ですから**タウリンを補給できていれば、ＡＴＰがどんどん合成され、肝臓も元気になる**のです。

その他、**シジミにはメチオニンやビタミンB_{12}など肝臓の働きを助ける成分も含まれています。**

タウリンは水に溶けやすい性質がありますので、シジミはみそ汁やスープなど汁物で摂るのがおすすめです。

タウリンが豊富な食材

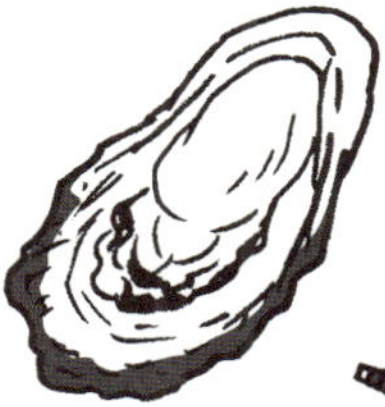

● カキ

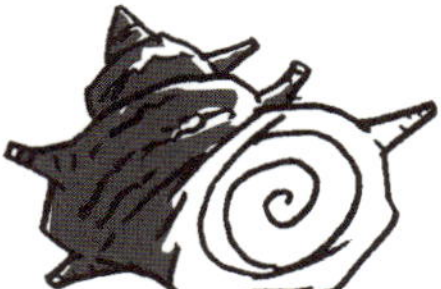

● サザエ

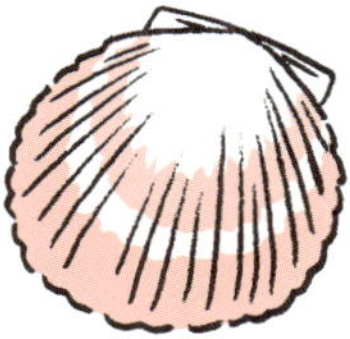

● ホタテ

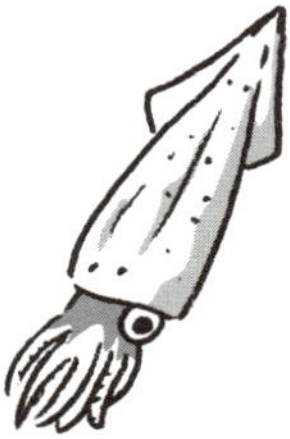

● ヤリイカ

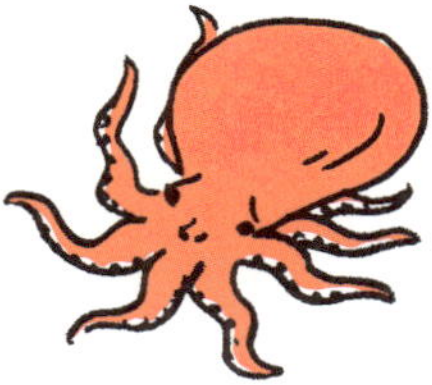

● マダコ

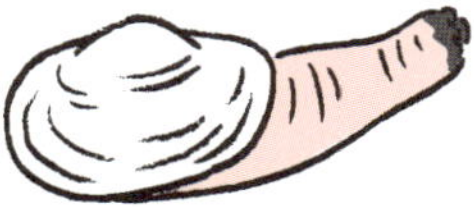

● ミルガイ

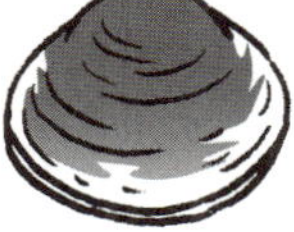

● ハマグリ

豚肉は良質なたんぱく質源、ビタミンB群も豊富で肝臓にいい！

◆ビタミンB_1はアルコール分解時に、B_2は脂肪肝を予防

欧米人に比べると日本人の胃の粘膜は弱いと言われています。またアルコール分解酵素を作る量も、日本人は欧米人よりも少ないため、普段から胃や肝臓を守る生活を心がけるべきでしょう。

胃や肝臓を守る（とくにお酒の害から）ために大事な栄養素は、たんぱく質。**たんぱく質は胃の粘膜を丈夫にする、アルコールで傷んだ粘膜を修復する、アルコール脱水素酵素を作る**など、重要な働きをします。おすすめのたんぱく質源の順位を１０６ページでご紹介しましたが、毎日毎日1位の卵ばかりでは飽きてしまいます。そんなときは、ぜひ豚肉を食べましょう。**良質なたんぱく質源である**

だけでなく、豚肉はビタミンB群も豊富。ビタミンB_1はアルコールを分解するときに役立ちます。ビタミンB_2は脂肪代謝に関わり、脂肪肝になるのを防いでくれます。普段の食事ではもちろんですが、お酒のおつまみでも豚肉を摂るといいでしょう。

おすすめの豚肉料理

●豚薄切り肉のしゃぶしゃぶサラダ
薄切り肉をさっとゆでて、野菜の上にのせ、好みのドレッシングをかける

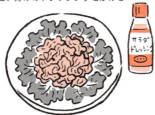

●ゆで豚
塊肉をゆでて、食べやすくスライス。ポン酢やからし醤油を少量つけて食べる

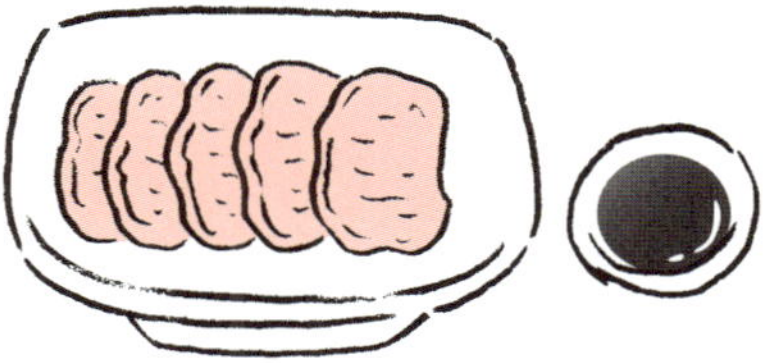

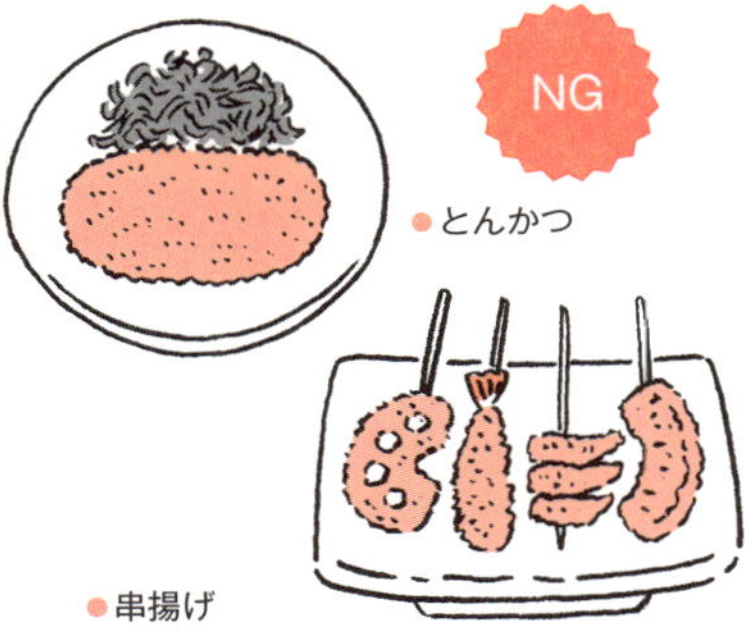

●とんかつ

●串揚げ

レバーには肝臓にいいビタミンB、目や皮膚の健康にとって大事なビタミンAも

◆普段の食事からなら、摂り過ぎる心配もありません

レバーにも、前項で取り上げたビタミンB群が豊富です。お酒の飲み過ぎで肝臓に障害が起こると、同時にビタミンB群欠乏症になる人がとても多いもの。これは肝臓でアルコールを分解するときにビタミンBが使われるためです。

また逆に**ビタミンBが不足している人は、アルコールによる肝機能障害を起こしやすい**でしょう。

レバーにはさらにビタミンAも含まれています。

ビタミンAが主に働く場所は目や皮膚の細胞ですが、貯蔵される場所は肝臓です。ですからもし、アルコールや食べ過ぎで脂肪肝になり、さらに肝臓のトラブ

ルが進むと肝細胞の数が減り、ビタミンAを貯蔵する場所が減ってしまいます。

ビタミンAが不足すると、薄暗いところでものが見えにくくなる、角膜や結膜、皮膚などが乾燥し角質化するなどの症状が現れます。

◆ビタミンAは食品から摂ろう

ビタミンAが多く含まれる食品はレバーの他、ニンジン、ほうれんそう、ブロッコリーなどの緑黄色野菜です。**ビタミンAは脂溶性なので、油と一緒に調理すると効率よく体内に吸収されます。**

ビタミンAは過剰に摂るとよくありません（ビタミンA過剰症、症状は頭痛、食欲不振、筋肉痛など）。しかしサプリメントの常用などがなければ、まず心配なし。通常の食事をしている限り、ビタミンAを摂り過ぎることはないでしょう。

超おすすめの卵、大豆や大豆製品も、毎日摂りたい優秀食材

◆大豆は消化がイマイチなので、納豆として食べよう

肝臓におすすめたんぱく質源1位の卵には、実は先に説明したビタミンBもビタミンAも含まれています。また生でも食べられるし、ゆでても、焼いても、野菜などと炒め物にしてもOKと、食べ方が豊富&簡単です。

卵の黄身にはレシチンというリン脂質が含まれているのですが、これは肝細胞の細胞膜を構成する大事な成分です。レシチンには脂肪の代謝をよくする働きもあります。

栄養価が高く、「畑の肉」と称される大豆にもレシチンは含まれています。さらに大豆は低エネルギーで、脂肪肝を抑える不飽和脂肪酸（オレイン酸、リノー

ル酸、リノレン酸など）がたっぷり、脂肪を分解するコリンも含まれています。

ところが大豆は消化がよくありません。そこで肝臓の健康のため、普段から食べるなら納豆をおすすめします。煮豆だと消化率は65％です。しかし、納豆にすると80％以上にアップするので、その栄養分をしっかりと体内に取り入れることができます。

また納豆にもビタミンB群が豊富。ビタミンB_2は脂肪の代謝に欠かせないので、脂肪肝の予防＆改善につながります。そしてとくに注目してほしいのが、ビタミンB_{12}です。

ビタミンB_{12}は大豆には含まれないのですが、納豆菌が作り出す栄養素。ビタミンB_{12}はたんぱく質や脂肪、炭水化物の代謝を活発にしたり、神経と血液を元気にしたりする作用があります。さらに**納豆に含まれるムチンは肝機能を高め、ナットウキナーゼは血栓を溶かし、血液をサラサラにする健康効果**があります。

小松菜、ほうれんそうでアルコール分解に必要なビタミンCを補給

◆解毒時に働く酵素の働きも高めるビタミンC

お酒が体内に入ると、肝臓でアルコール脱水素酵素により、アセトアルデヒドに変化します。そしてアセトアルデヒド脱水素酵素の働きで、さらに水と炭酸ガスに分解されます。このアルコールを分解するときに働くアルコール脱水素酵素とアセトアルデヒド脱水素酵素の働きを高めるのが、ビタミンCの役目です。

肝臓には「チトクロムＰ４５０」という、解毒に重要な酵素がありますが、ビタミンCはこの酵素の働きも高めます。

ですから、お酒を飲むときはビタミンCが豊富な小松菜やほうれんそう、ブロッコリー、キャベツ、赤ピーマンなどのサラダをまずおつまみとして食べるとよ

いでしょう。

ビタミンCには、二日酔いの原因の一つとされる添加物（フーゼル油）の分解を早める働きもありますので、飲酒前にビタミンCを含む果物などを食べておくのも有効。アルコール分解が速まり、悪酔いなども抑えられるでしょう。

ビタミンCで肝臓を守ろう

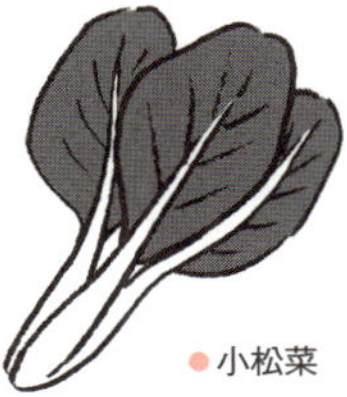
●小松菜

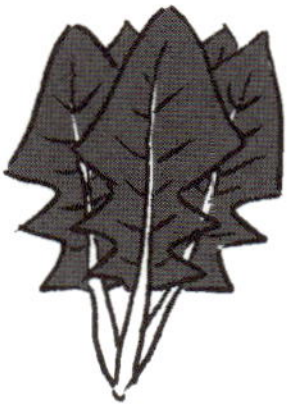
●ほうれんそう

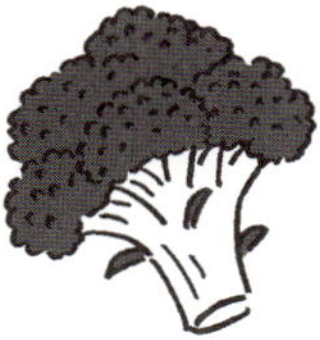
●ブロッコリー

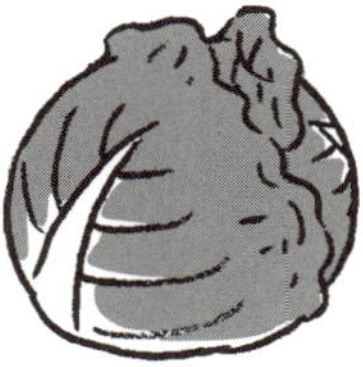
●キャベツ

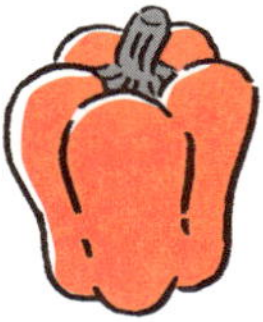
●赤ピーマン

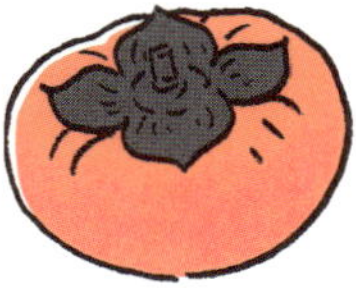
●柿

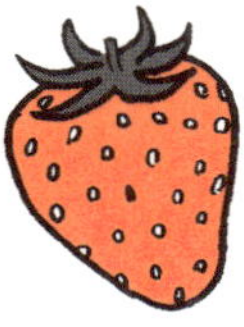
●イチゴ

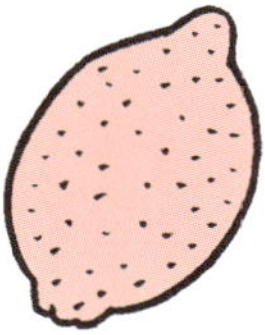
●レモン

カボチャやニンジンなどのβ-カロテンは、肝臓を病気から守る抗酸化物質

◆カボチャは皮ごと食べると、栄養分をしっかり摂れる

122ページで、ビタミンAの重要性についてお話をしました。ビタミンAになる前の物質の**β-カロテンも大事で肝臓病の原因になる活性酸素を抑える働きがあります。**β-カロテンは体内で必要に応じて、ビタミンAとして働くのです。

エネルギーを作るなどの代謝時の副産物として、活性酸素は産まれます。この活性酸素が過剰になると、細胞が酸化して老化や、がんなどさまざまな病気を招きます。

ですから**β-カロテンなどの抗酸化物質をしっかりと摂ることは、肝臓を守るだけでなく、全身の健康維持につながる**のです。

β-カロテンが豊富に含まれている食品はカボチャ、ニンジン、ほうれんそう、ブロッコリーなどの緑黄色野菜です。

かぼちゃにはβ-カロテンの他にも、抗酸化成分としてポリフェノール、ビタミンC、ビタミンE、そして腸内環境を整えるために大切な食物繊維なども含まれています。「冬至にかぼちゃを食べると、かぜをひかない」と昔から言われるほど、栄養価が高いかぼちゃですが、そのビタミン類やポリフェノールは特に皮やワタに豊富に含まれています。

ドイツではかぼちゃの種を薬用に使っているとか。**かぼちゃの栄養を余すことなく取り入れるため、煮物や炒め物にしたり、スープにしたり、皮や種ごと食べる調理を工夫しましょう。**

魚や野菜に含まれるビタミンE、不足すると脂肪肝につながる心配が！

◆肝臓に負担をかけそうなときはビタミンEを摂ろう

アルコール性肝障害になるとビタミンB群だけでなく、ビタミンA、ビタミンC、ビタミンEも欠乏します。またウイルス性や薬剤性など非アルコール性肝障害の患者さんの約40％にも、ビタミンA、C、Eの欠乏が見られると言われています。

ビタミンEは脂肪の代謝を高める作用があります。**ビタミンEが不足して脂肪の代謝が落ちると、肝臓に処理しきれない脂肪がたまり、脂肪肝を招く**こともあります。

またビタミンEは肝臓の細胞膜を傷つける過酸化脂質の発生を防ぐ抗酸化物質

肝臓に障害を起こしていると欠乏するビタミン

ビタミンの種類	主な働き
ビタミンA	粘膜を強くしたり、免疫力を高める働きがある。高い抗酸化力も。
ビタミンC	コラーゲンの合成に作用。抗酸化作用を持ち、免疫力を高める働きがある。抗がん作用を強化し、インターフェロンの合成能力を高める。
ビタミンE	肝臓に蓄えられ、肝機能を高める。抗酸化作用を持ち、不飽和脂肪酸の酸化を防いで細胞膜を健全に保つ。毛細血管の血行を高め、がん細胞の成長を妨げる。

でもあり、**ビタミンEをしっかり摂ることは薬の服用が原因の薬剤性肝障害の予防**にもつながります。ビタミンAは摂り過ぎると害がありますが、ビタミンEはその心配がありません。**薬を飲むとき、お酒を飲むときは、ビタミンEを多く含む食材をどんどん食べるとよい**でしょう。

ビタミンEを多く含むのはカツオ、アジ、サンマ、カボチャ、ブロッコリー、コーン油・サフラワー油などの植物油です。

肝臓や胃にやさしいキャベツ、もやしにはビタミンB群がバランスよく

◆熱で栄養が壊れやすいので、キャベツは生食がおすすめ

肝機能が低下するとビタミンが欠乏するとお話ししましたが、みなさんはビタミンUという栄養素を知っているでしょうか？　ビタミンUはキャベツから発見されたため「キャベジン」とも呼ばれますが、たんぱく質の合成や消化粘膜の修復を助ける働きがあります。**臨床試験で、肝炎の患者さんにビタミンUを与えたところ、GOT、GPTなどの検査値が改善されたという報告も。**その他、キャベツにはビタミンCや食物繊維、カルシウムなどの栄養素も含まれています。

キャベツの栄養は熱に弱いので、サラダや千切りにするなど、できるだけ生で食べるのがおすすめ。キャベツを食べるとき、外側の葉を除く、芯の近くの部分

を捨ててしまう人がいます。しかしキャベツの栄養素はこの部分にこそたっぷり含まれているので、外側の葉や芯も余さず、上手に食べましょう。

◆もやしは洗いすぎ、加熱しすぎないこと

もやしも肝臓の健康が気になる方におすすめの食品です。**もやしにはビタミンB_1（アルコール分解時に役立つ）、B_2（脂肪肝を防ぐ）などのB群がバランスよく含まれており、さらに豆の状態では存在しないビタミンC（アルコール分解時に役立つ）も豊富**に含まれているのです。

もやしは他の野菜よりも**良質の植物性たんぱく質を含んでいるので、弱った肝臓を元気にする効果があると**言えるでしょう。もやしに含まれるビタミンは水溶性なので長時間水に浸さないこと。加熱しすぎも栄養素が損なわれるのでよくありません。もやしならではのシャキッとした食感を楽しむ食べ方をしましょう。

肝臓に負担をかける便秘は、食物繊維たっぷりのごぼうで解消

◆食物繊維を摂ると、ダイエットもスムーズになる！

便秘というと女性に多い悩みと思いがちですが、「男性の20％が便秘に悩んでいる」という調査報告もあるとか。便が大腸の中に長くとどまっていると、腸内細菌で腐敗・発酵して、アンモニアやメタンなどの有毒なガスや有害物質が発生します。これらの有害物質は肝臓が解毒しなければならないので、**便秘＝肝臓に負担をかけている**ことになります。便秘解消によいのがごぼうなどの食物繊維です。食物繊維は腸を刺激して、蠕動《ぜんどう》運動を活発にし、さらに腸内で水分を吸収して便をやわらかくして、排便を促します。

脂肪肝の改善には食事の見直しと運動で、体重を落とすのが基本ですが、この

食物繊維の多い食べ物

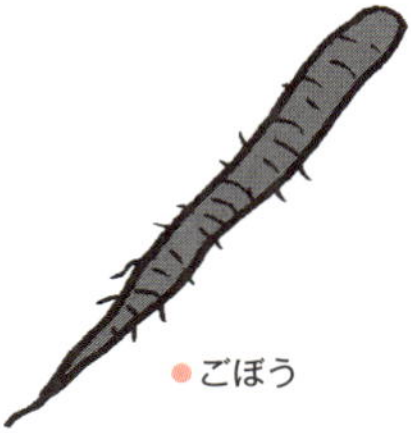

●ごぼう

●みそ

●ひきわり納豆

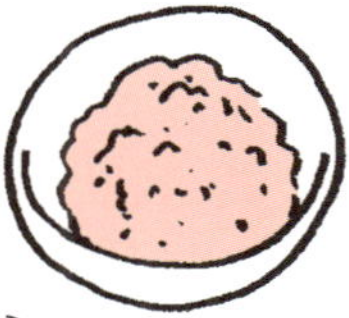

●おから

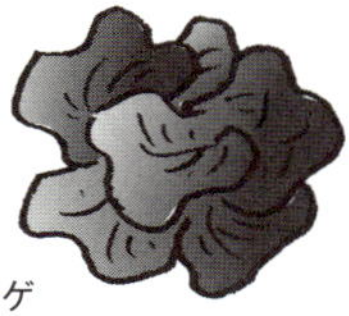

●キクラゲ

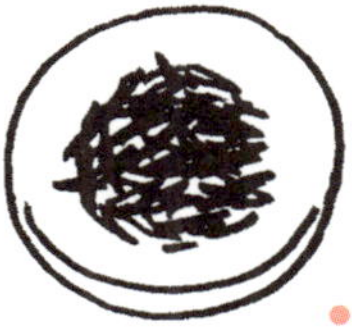

●ひじき

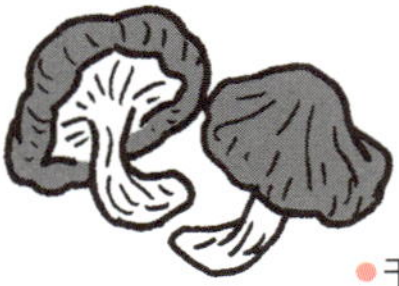

●干ししいたけ

とき食物繊維をたくさん摂るようにすると減量もスムーズでしょう。また肝硬変になってしまった場合は、便秘予防のため食物繊維はしっかり摂らなければいけません。

食物繊維は脂質の吸収を抑える働きもあります。**肉などの脂質を食べるときは、一緒に食物繊維を摂る**クセをつけましょう。

オレンジに含まれるイノシトールは脂肪肝の予防&改善に

◆搾ってジュースにしてもOK。市販のジュースは注意!

ビタミンB群の仲間に「イノシトール」という水溶性のビタミン様物質があります。**イノシトールは体内の脂肪の流れをスムーズにする働きがあります。その結果、余分な脂肪が肝臓に貯まりにくく、脂肪肝を予防&改善する**と考えられています。

その他、イノシトールには血液中のコレステロール値を正常にする、末梢血管を広げる作用もあるそうです。

イノシトールは体内でも合成できますが、脂肪肝対策として十分な量を食事から摂るよう心がけましょう。理想の摂取量は1日500~2000㎎と言われて

イノシトールの多い食べ物

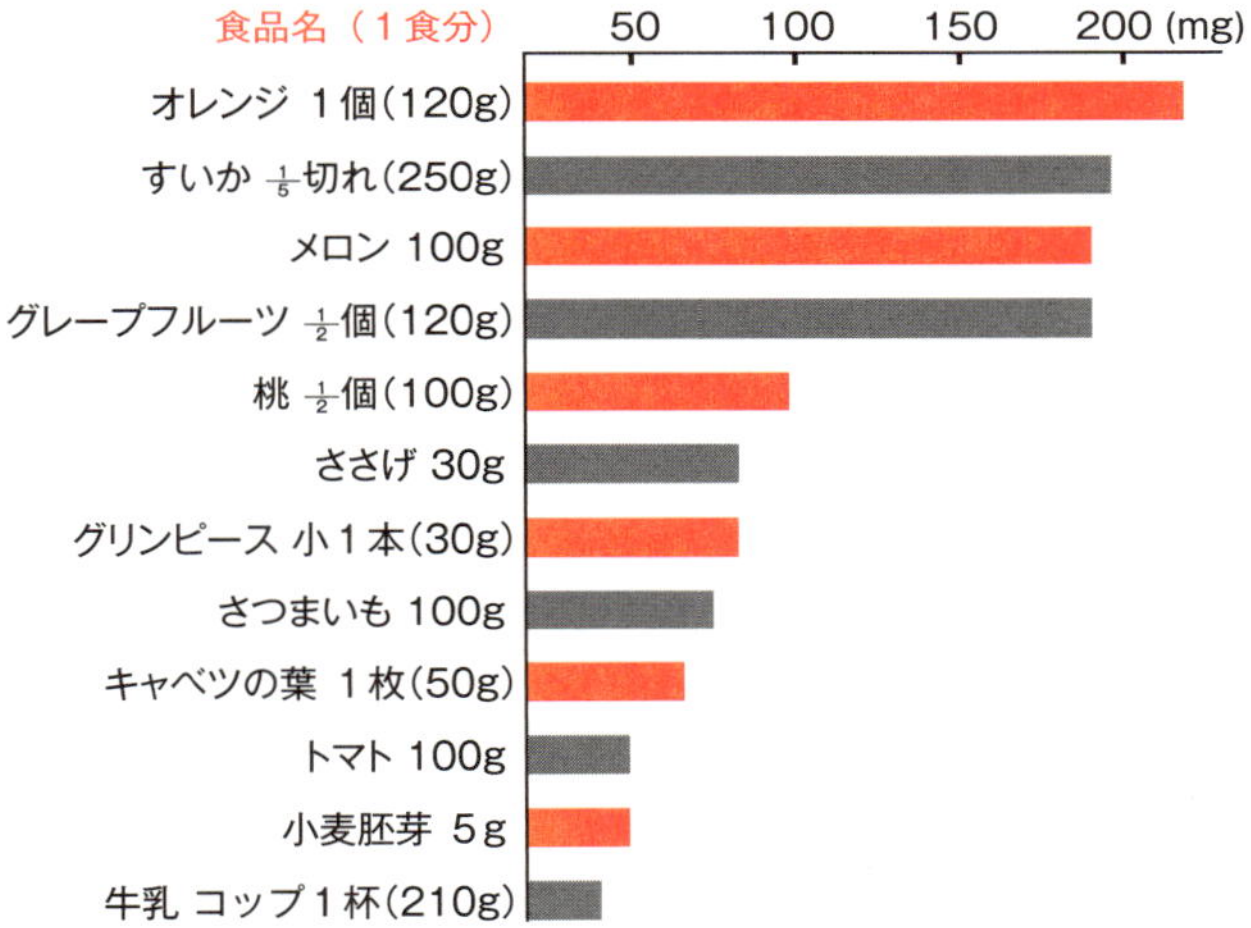

参考資料：「栄養成分バイブル」（主婦と生活社）

いますが、オレンジ1個に含まれるイノシトールは約250mgなので、目安は1日2個。食べてもいいし、搾ってジュースにして飲んでもかまいません。ただし市販のジュースは糖分が入っているので避けましょう。ちなみに、コーヒーなどに含まれるカフェインは、イノシトールを消費してしまいます。**コーヒー好きな人はより積極的にイノシトールを摂るといいで**しょう。

活性酸素が発生しやすい肝臓には、ゴマの抗酸化物質セサミンやビタミンEを

◆代謝や解毒をサポートする働きも

ゴマも肝臓の健康をサポートする食べ物です。ゴマには強い抗酸化力を持つセサミンが含まれています。

肝臓の大切な仕事の一つに「代謝」があります。食事で摂った食べ物は胃腸で消化吸収され、肝臓を経由して各組織に運ばれます。しかし肝臓でのこの代謝時に活性酸素が発生しやすいのです。活性酸素が貯まると体にさまざまな悪影響が現れます。

この問題児・活性酸素に働きかけるのが、抗酸化物質・セサミンです。またゴマに含まれるビタミンEも同様に働きます。ただしビタミンEは不安定で、体内

ゴマの上手な食べ方

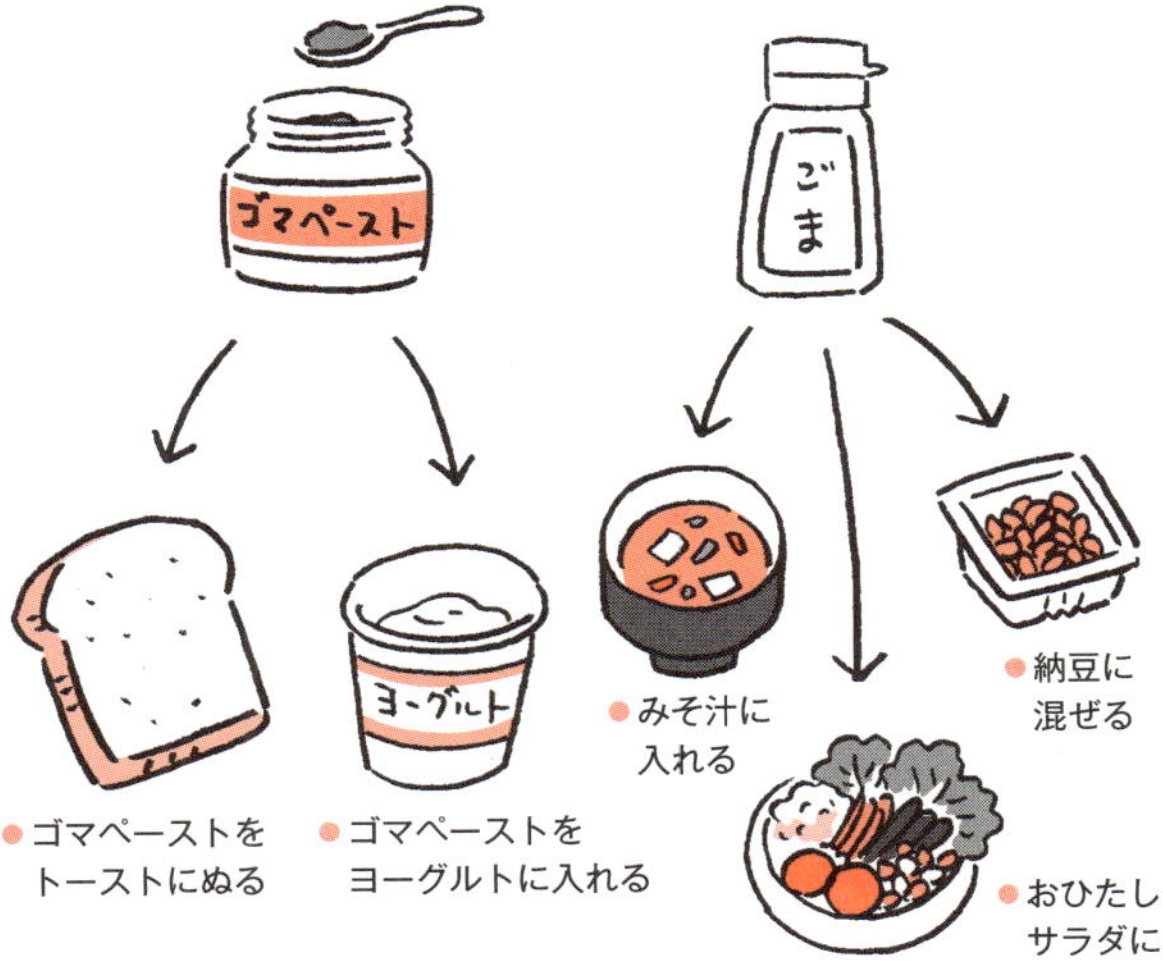

●ゴマペーストをトーストにぬる
●ゴマペーストをヨーグルトに入れる
●みそ汁に入れる
●納豆に混ぜる
●おひたしやサラダにかける

に活性酸素がたくさんあると分解されて、必要な組織に届く前にその力を失ってしまうことがあります。

しかしセサミンとビタミンEを一緒に摂ると、セサミンが先に肝臓の活性酸素に作用して、ビタミンEを守ってくれます。またセサミンは、アルコールを分解する、アルコールが分解されてできるアセトアルデヒドなどを分解・解毒する肝臓の力を高めてくれます。

みそは肝臓の解毒作用、腸の免疫力の両方を高めてくれる

◆大豆が原料のみそは、たんぱく質やミネラルが豊富

日本を代表する発酵食品と言えば、納豆とみそ。納豆の効用については124ページで説明したので、ここではみその話をしましょう。

私たちの体内では、毎日のようにがんの原因になる発がん物質が入りこんだり、作られたりしています。でもだからといって、**誰もががんになるわけではないのは、肝臓に備わった解毒の働きと腸と腸内細菌に備わった免疫力**のおかげです。

この肝臓に備わった解毒の働きと腸と腸内細菌に備わった免疫力の両方に関わるのが、みそです。

みそには**肝臓の健康にとって必要なたんぱく質、ミネラルが豊富**に含まれてい

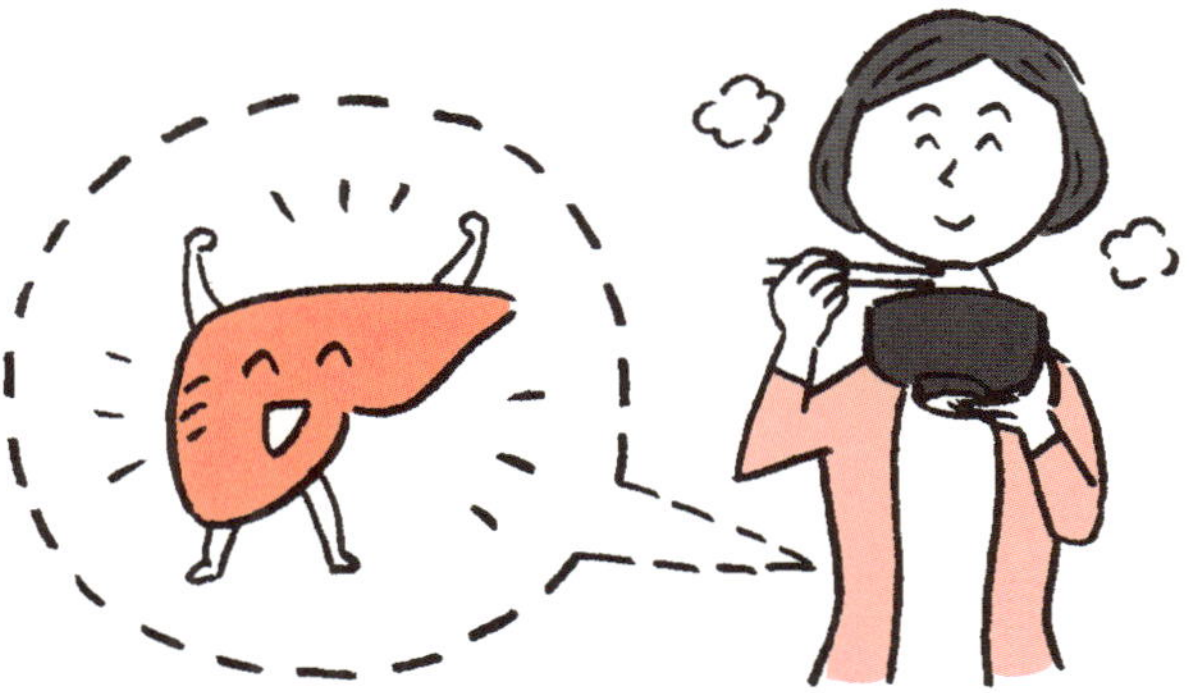

ます。また発酵食品なので腸内環境を健康的に整えてくれます。
東京農業大学の実験によると、「発がん物質が体内に吸収されているとき、同時にみそを摂ると、肝臓の解毒の働きが高まる」ということがわかったそうです。
また国立がん研究センターの調査によると、「みそ汁を毎日飲む人ほど、胃がんによる死亡率は低かった」そうです。

コラム

ウコンは摂り方に注意

昔から沖縄では、「二日酔い防止や肝臓の健康にいい」として、ウコンがよく用いられてきました。ウコンは別名ターメリック、カレーに入れるスパイスと説明したほうが「ああ、あれか！」とイメージがわく人も多いでしょう。

カルシウム、マグネシウム、カリウム、セレン、亜鉛などのミネラルやビタミン、食物繊維など、ウコンには栄養成分がたくさん詰まっています。とくに黄色い色素のクルクミンと精油成分は強力な抗酸化作用を持っています。これらの栄養成分の総合作用で、肝臓の疲れを癒し、肝機能を上げてくれるのです。

クルクミンには、以下の3つの作用があります。

●アルコールの分解を早め、肝臓からの胆汁酸の分泌を増やす

- 肝臓の解毒作用を高める
- 強い抗酸化作用を持ち、免疫力を高める

精油成分には胃を丈夫にする、血液をサラサラにする力があります。胃が丈夫になれば、肝臓への負担も軽減するでしょう。血液がサラサラとして血流がよくなれば、新陳代謝が活発になり、肝臓を若々しく保つのにも役立ちます。

ただし、ウコンは必ずウコンそのものを摂るようにしてください。ウコンの有効成分が含まれたサプリメントや健康茶などもたくさん市販されています。しかしウコンから有効成分を抽出する過程、錠剤やお茶という形にするときなどに、混ぜ物などがされている可能性があります。着色料、保存料などの食品添加物は肝臓に余計な負担をかけてしまいます。ウコンを摂るなら加工されていないものを選びましょう。

緑茶の渋み成分、タンニンが肝臓の働きを活性化

◆ウーロン茶で肥満を解消し、脂肪肝を予防する

緑茶の苦味（渋み）はタンニンというポリフェノールです。**タンニンはビタミンと同じように肝臓の代謝を活性化する働きがあります。**またタンニンは活性酸素に働きかけるので動脈硬化の予防にもつながります。緑茶を積極的に飲むと、さまざまな生活習慣病のリスクを下げられるでしょう。

タンニンが含まれているのは緑茶の他、柿や柿の葉茶、ブドウやワイン、コーヒーなどです。

ウーロン茶には中性脂肪の燃焼を促すウーロン茶ポリフェノールが含まれています。肥満は脂肪肝のハイリスク。「最近、体重が気になる」という人はウーロ

ン茶を上手に飲んで体重を適正にコントロールすれば、肝臓にもよい影響を与えられるでしょう。

◆甘味のない飲み物で、たっぷりと水分補給を

鉄分の多い食事は肝臓への負担になります（148ページ参照）が、タンニンは鉄分の吸収を阻害してくれます。**鉄分が多い食品を摂るときは、緑茶やコーヒーを一緒に飲むようにするとよいでしょう。**

また肝臓の健康にとって水分不足は大問題！　脱水を起こすと肝機能は低下するので、1日の水分摂取量が不足しないように気をつけましょう。季節によって温度や湿度が異なるので、理想的な水分摂取量も変わってきます。春や秋は1500㎖、冬は1000㎖、汗をたっぷりとかく夏は2000㎖ぐらいが水分摂取量の目安。甘味のある清涼飲料水はNGです。

注意！その1　塩分の摂り過ぎは食べ過ぎや飲み過ぎにつながる

◆塩分多めの食生活はがんになりやすい！

「日本人は塩分を摂り過ぎている」とよく言われます。厚生労働省がすすめる塩分摂取量は「1日8g未満」で、小さじ1杯の塩は約5g、小さじ1杯のしょうゆに含まれる塩分は1gです。外食が多い人や、コンビニ弁当やラーメン、チャーハン、唐揚げ、スナック菓子などを好む男性は塩分過多の可能性が大！

ちなみにアルコール性肝硬変などになっても、むくみ症状が出ない場合は、塩分制限を厳しく言われることはありません。でも塩分の多いつまみやおかずを食べると、お酒やごはんが進むので、肥満や生活習慣病へまっしぐら！　**塩分多めの食生活はがんのリスクも高めるので、できるだけ塩分控えめを心がけましょう。**

無理なく、減塩するコツ

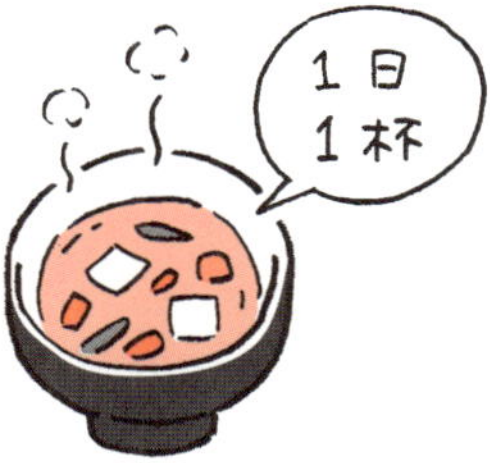

● みそ汁などの汁ものは、1日1杯にする

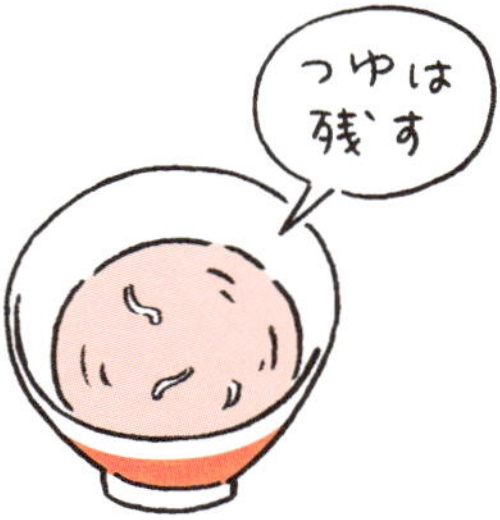

● ラーメンやそば、うどんのつゆは残す

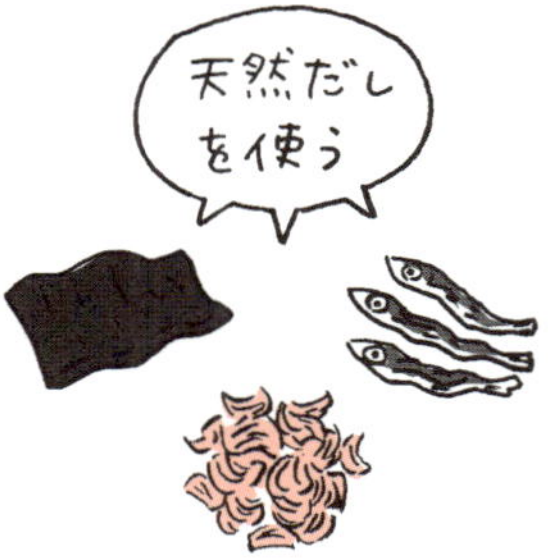

● コンブやカツオ節、ニボシなど天然だしを使い、だしのうまみで食べる

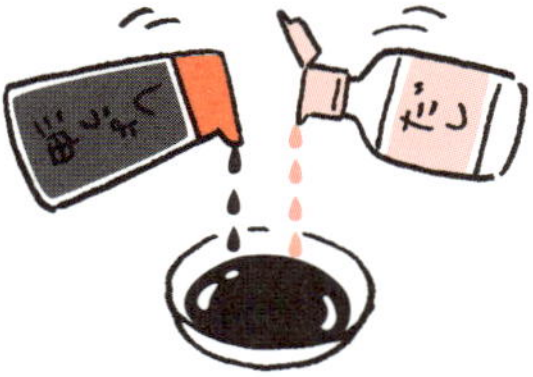

● しょうゆはだしで割って使う

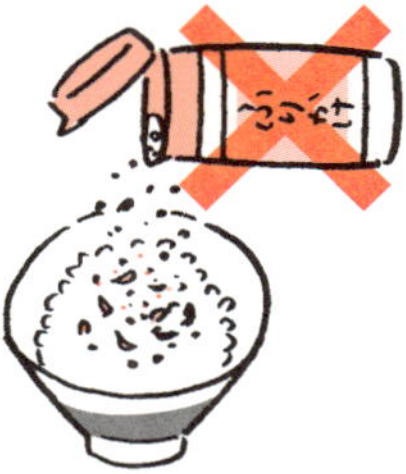

● ふりかけは使わない

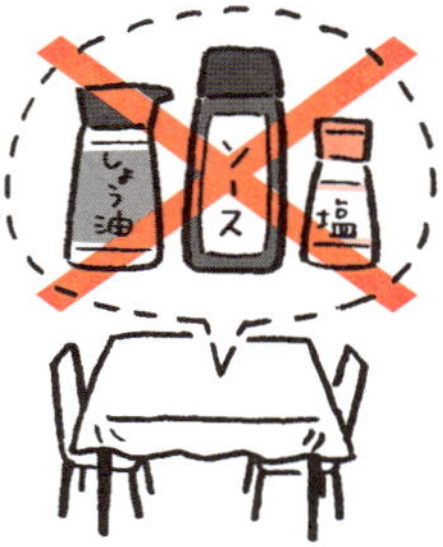

● 食卓にしょうゆ、塩、ソースなどの調味料を置かない

注意！その2　肝臓トラブルがあるときは鉄分を摂り過ぎないよう気をつけて

◆不足するのもよくないが、鉄は老化や病気につながる活性酸素を作る

体の中で、最も多くの鉄を貯蔵しているのが肝臓です。鉄分が減ると、血液が運ぶ酸素の量が不足して、鉄欠乏性の貧血になり、めまい、立ちくらみ、動悸、だるいなどの症状が現れます。

しかし一方、**鉄は活性酸素の発生源。その意味では、鉄は体にとって有害な物質**とも言えます。肝機能に問題なければいいのですが、慢性肝炎、とくにC型肝炎や非アルコール性脂肪性肝炎の人は鉄分の摂取量に注意しましょう。

肝臓に炎症がある場合、肝臓が弱っているなと感じる場合は、日常生活では吸収のいい鉄（＝ヘム鉄）を摂らないよう気をつけましょう。

できるだけ避けたほうがいい、ヘム鉄を多く含む食品

食品分類	1日分の目安量(g)	鉄含有量(mg)
肉類		
豚レバー	60	7.8
鶏レバー	60	5.4
牛レバー	60	2.4
牛もも肉	80	2.2
牛ヒレ肉	80	2.0

食品分類	1日分の目安量(g)	鉄含有量(mg)
魚介類		
アサリ(水煮)	30	11.3
ウルメイワシ丸干し	60	2.7
キハダマグロ	80	1.6
カツオ	80	1.5
マイワシ	80	1.4
カキ(むき身)	80	1.1
シジミ(殻つき)	80	1.1

食べるならこちらを！非ヘム鉄を多く含む食品

食品分類	1日分の目安量(g)	鉄含有量(mg)
野菜		
コマツナ	70	2.0
トウモロコシ	200(1本)	1.6
菜の花	50(1／4束)	1.5
ホウレンソウ	70	1.4
エダマメ	10粒	1.4
ソラマメ	50	1.2
海藻類		
乾燥ひじき	5	2.8
青のり	2(小さじ1)	1.5

食品分類	1日分の目安量(g)	鉄含有量(mg)
その他		
そば	100	2.6
ゴマ	2(大さじ1)	1.0
豆類		
豆腐	200	2.4
厚揚げ	1／2枚	2.0
大豆(乾燥)	200	1.9
納豆	50(1パック)	1.7

注意！　その3　加工食品には肝臓に負担をかける食品添加物がいっぱい！

◆加工食品やインスタント食品はできるだけ食べない

防腐剤、酸化防止剤、漂白剤、人工着色料、発色剤、着香剤、乳化剤などの食品添加物を解毒するのは肝臓です。しかし肝臓の元気がないと、解毒作用も低下してしまいます。そもそも、食品添加物は肝臓に負担をかけるとわかっている、体にとっては有害なものです。また微量であっても発がん性などが認められているものもあります。

肝臓の健康を守るためには、これらが含まれている加工食品やインスタント食品などは、できるだけ食べないようにしていただきたいものです。

とくに注意したい食品添加物

●保存料　ソルビン酸カリウム・カルシウム、パラオキシン安息香酸ナトリウム
●着色料　赤１０６号、黄４号
●甘味料　サッカリンナトリウム
●発色剤　亜硝酸ナトリウム
●保湿剤　プロピレングリコール（ＰＧ）
●酸化防止剤　リン酸塩

食品添加物を多く含む食品

食品	食品添加物
菓子パン	ソルビン酸カリウム・カルシウム（保存料）
中華めん（カップめん）	リン酸塩（酸化防止剤・歯ごたえをよくする）
中華めん（生）	プロピレングリコール＝PG（保湿剤）、リン酸塩（酸化防止剤・歯ごたえをよくする）
ソーセージ	ソルビン酸カリウム・カルシウム（保存料）、亜硝酸ナトリウム（発色剤）、赤106号（着色料）、リン酸塩（酸化防止剤・歯ごたえをよくする）
かまぼこなどの練り製品	ソルビン酸カリウム・カルシウム（保存料）、重合リン酸ナトリウム（保水剤）、赤2号（着色料）
漬物	サッカリンナトリウム（甘味料）、ソルビン酸カリウム・カルシウム（保存料）、亜硫酸塩（漂白剤）
佃煮	ソルビン酸カリウム・カルシウム（保存料）、黄4号・赤106号など（着色料）
清涼飲料水	パラオキシン安息香酸ナトリウム（保存料）、サッカリンナトリウム（甘味料）、黄4号・赤102号・赤106号など（着色料）
スナック菓子	黄4号・黄5号・赤106号など（着色料）、ブチルヒドロキシアニソール＝BHA（酸化防止剤）

肝臓の健康によくない食品添加物の摂取を減らすポイント

1　市販のお弁当やそうざい、加工食品は必ず、添加物の表示を確認して、添加物が少ないものを選ぶ。

2　ハムやソーセージ、かまぼこなどの食品添加物が多く使われている加工食品は、続けて食べない。

3　米や野菜、果物は農薬使用量の少ないものを選ぶ

※農薬は洗っても、完全には落とせず、肝臓への負担になります。

4　輸入された野菜や果物は、日本の安全基準以上の農薬や薬品、カビ防止剤を使ったものがあるので、注意して選ぶ

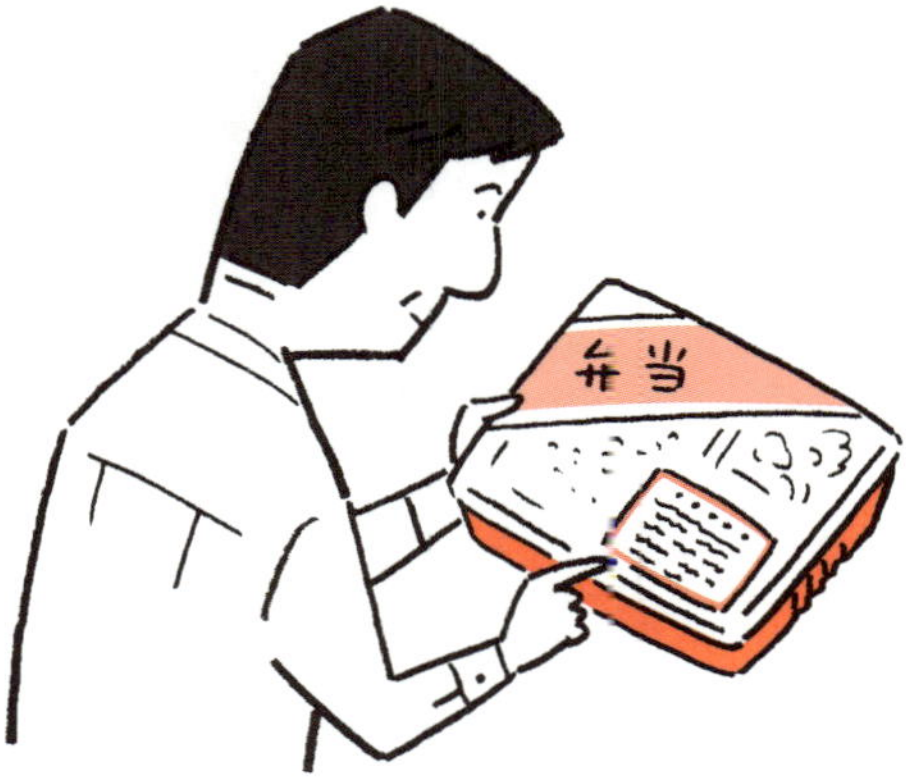

第4章

肝臓の健康を守り
肝機能の数値を改善する
日常生活のコツ

肝臓の負担を増やさないためにも、かぜ予防を心がけよう

◆かぜをひいているときは、肝機能も低下している！

「かぜは万病のもと」とよく言いますが、肝臓の健康のためにも、かぜをひかないことはとても重要です。

かぜの原因の多くはウイルスで、かぜをひく＝ウイルスが体内に入りこんだ状態です。ウイルスや細菌などが体内に入ると、これをやっつけようと体は免疫システムを発揮します。

たとえば肝炎ウイルスに感染していると、体の免疫システムはフル回転で肝炎ウイルスと闘っています。そんな状態のところへ、かぜの原因ウイルスが侵入してきたら、免疫システムが闘う相手は2つ！　肝炎ウイルスとの闘いが不利にな

かぜ予防のコツ

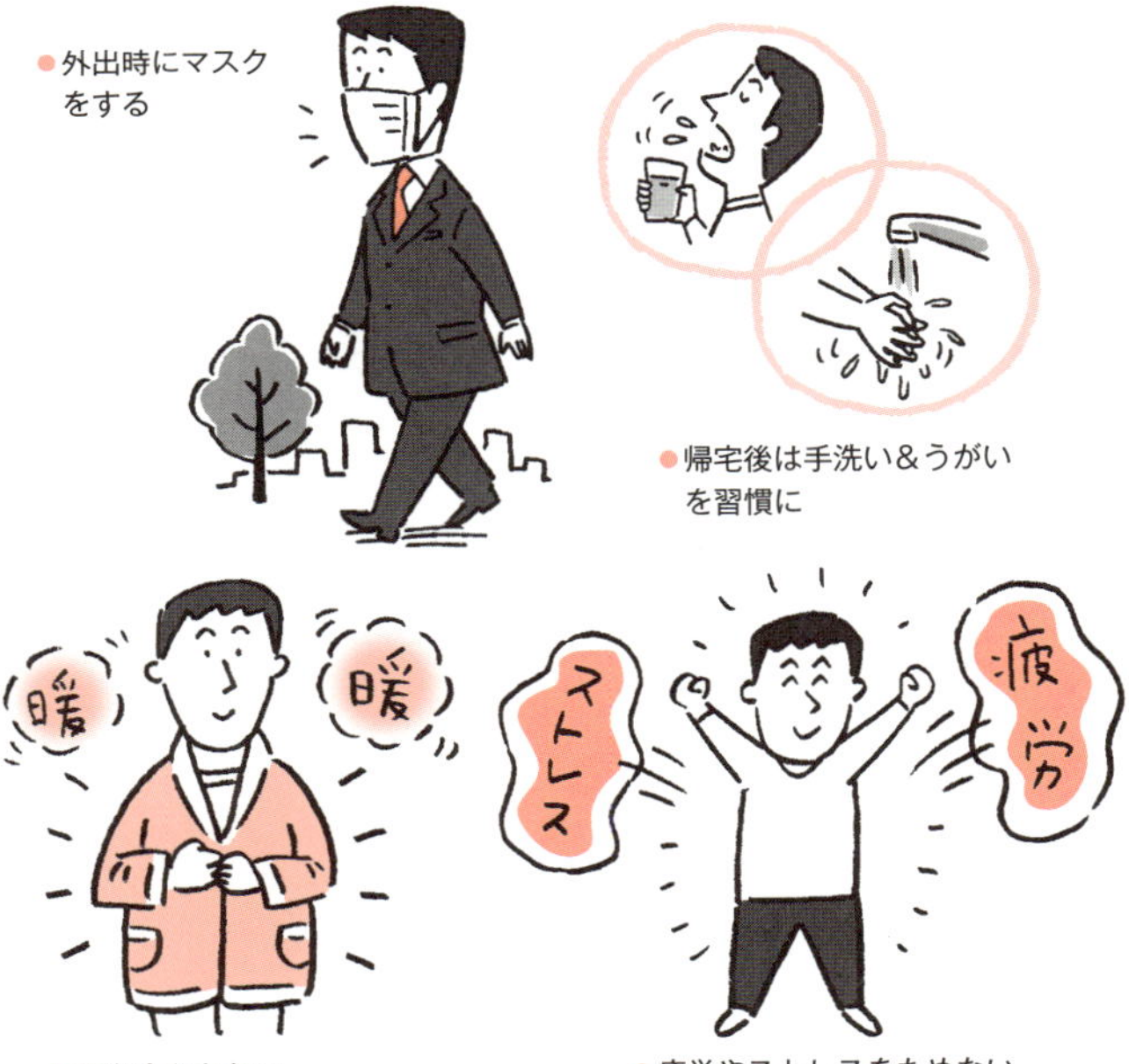
●外出時にマスクをする
●帰宅後は手洗い＆うがいを習慣に
暖
暖
ストレス
疲労
●体を冷やさない
●疲労やストレスをためない

ってしまうでしょう。

実際、かぜをひいているときに肝機能検査をすると、AST（GOT）やALT（GPT）の数値は高くなっています。

普段から規則正しい生活、栄養バランスのとれた食事などを心がけて、体が持っている免疫力を底上げし、かぜ予防を心がけましょう。

コラム

ウイルス性肝炎の予防法

ウイルスが感染することで発症するという意味では、かぜもウイルス性肝炎も一緒。でもウイルス性肝炎は、かぜのように簡単には感染しません。「患者さんと同じ部屋で過ごした」「せきやくしゃみの飛沫がかかった」程度では、まずうつりません。

ここでは日本人に多いB型、C型と旅行などで感染することの多いA型のウイルス性肝炎の予防法をご紹介しておきます。

B型肝炎ウイルスの感染予防法

- 夫婦や恋人の一方が発症している、キャリアの場合、早い時期にワクチン接種しておけば、性行為で感染することはない。

- 患者やキャリアの人が出産する場合、赤ちゃんに感染しないよう、産後すぐにワクチン注射を打つ。
- 患者の血液に直接触れないようにする。
- 患者と歯ブラシやカミソリの共用は避ける。

C型肝炎ウイルスの感染予防法

- 少量の血液に触れた程度では感染せず、性行為による感染や母子感染もほとんどない。
- 患者と歯ブラシやカミソリの共用は避ける。

A型肝炎ウイルスの感染予防法

- 旅行などで東南アジアやアフリカに行く場合、事前にワクチンか免疫グロブリンの注射を受ける。現地では生水を飲んだり、生の魚介類は食べたりしないこと。生野菜サラダ、氷などにも気をつける。

便秘は大敵！　肝臓にトラブルがある場合は下剤を使ってでも、排便を

◆便秘をすると、有害物質が発生して、肝臓の仕事が増える！

排便のリズムには個人差がありますが、一般的に3日以上便通がないと便秘と判断されます。**便秘はおなかの張りや腹痛、吐き気、肌荒れなどさまざまなトラブルを招きますが、肝臓にとってもよくありません。**

便秘＝体外に排出されるべき便が、大腸にたまっているということ。便は腸内の細菌によって発酵し、アンモニアという毒性のあるガスや有害物質が発生して、解毒という肝臓の仕事が増えます。また肝臓に元気がない場合は、この有毒ガスや有害物質をきちんと分解しきれないため、そのまま血液中に送り出されてしまいます。

便秘を予防＆改善する生活のポイント

1　排便のリズムを整える（毎日決まった時間にトイレに行く）
2　食物繊維を十分に摂る
3　適度な運動を習慣にする
4　おなかをマッサージして、腸の動きを促す

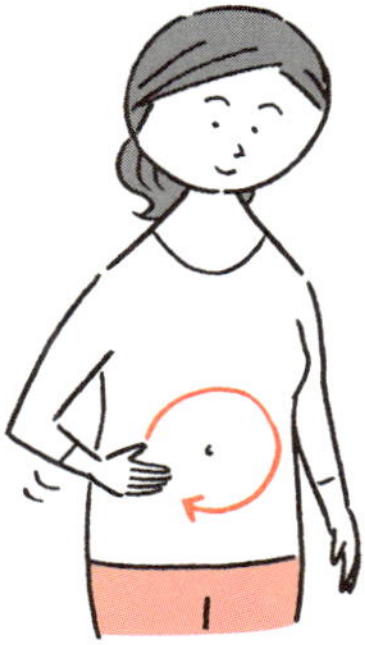

［やり方］　おへそのまわりを右下から、時計まわりに大きく円を描くようにマッサージ

5　水分をきちんと補給する

有害物質が脳に送られると、脳に軽い中毒症状が現れて、イライラしたり、頭がぼんやりしたり。さらに**ひどくなると、昏睡状態に陥る肝性脳症という病気を招く恐れ**もあります。

肝臓にトラブルがあって、3～4日排便がない場合は受診して、下剤を処方してもらってください。肝臓が疲れぎみの人は、便秘を予防・改善する生活を心がけましょう。

薬を飲む＝肝臓に負担をかける。市販薬は安易に使わないように

◆長期に摂り続ける健康食品も肝臓にとっては心配

「頭痛がツライときは、痛み止めを飲む」「かぜぐらいなら、病院に行かず、薬局で薬を買って飲む」という人も多いでしょう。

しかし薬を飲むと、その成分は腸から吸収されて、肝臓に送られます。肝臓ではその成分を異なる物質に分解し、さらに解毒して排泄《はいせつ》します。つまり薬を飲むことは、肝臓に大きな負担をかけることになるのです。

薬が肝臓によくない理由は二つあります。一つは、**薬の成分が強すぎて、肝臓に直接負担がかかる**から。もう一つは、**薬によってアレルギー反応が起こり、二次的に肝臓にダメージを与える**から、です。

肝機能に悪影響を及ぼしやすい代表的な薬

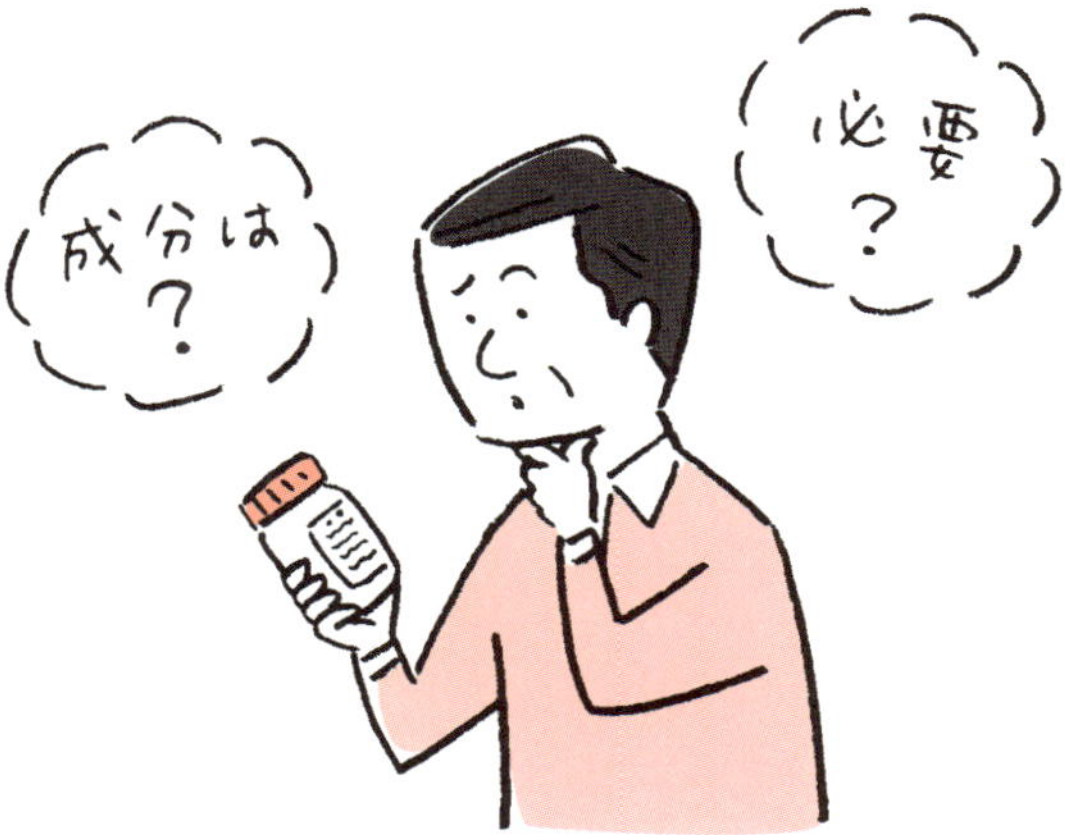

- 抗菌薬（水虫の薬など）
- 抗生物質
- 循環器の薬
- 解熱鎮痛薬

またその性質上、長期にわたって摂り続けることが多い健康食品なども要注意。多くの人が肝臓に負担をかけるかもしれないものを、「健康にいい」と思って自己判断で摂り続けるのは、とても心配です。

不要な薬は飲まないこと。そして健康食品やサプリメントなどに頼らず、普段の食事や生活を見直して、自力で健康な体づくりを目指しましょう。

さまざまな有害物質が含まれるタバコ、肝臓の機能を低下させ、発がんのリスクも

◆ニコチンの血中濃度が半分になるまで、2時間もかかる

ニコチン、タール、ニトロソアミン、ベンツピレン、一酸化炭素、シアン化水素、窒素化合物など、タバコには多種類の有害物質が含まれています。

たとえば**ニコチンは依存性の強い物質で、末梢神経を収縮させて全身の血流を悪くします。当然、肝臓の血流も悪くなるので、肝機能は低下します。**またニコチンの85~90%は肝臓で代謝されます。代謝のスピードは個人差がありますが、ニコチンの血中濃度が半分になるまで、約2時間はかかると言われています。

タールはコールタールの仲間、ベンツピレンもタール系の物質で、いずれも強い発がん性があります。ニトロソアミンも発がん性があります。

タバコが肝臓に与える悪影響

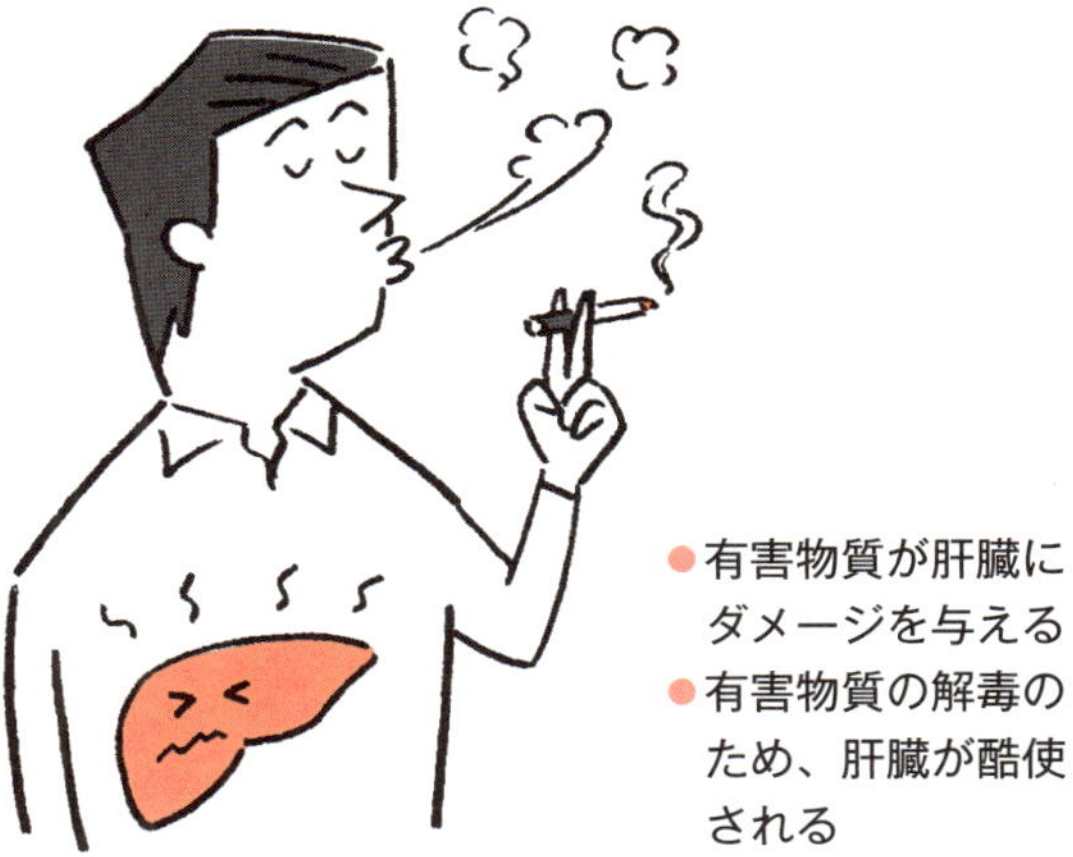
●有害物質が肝臓にダメージを与える
●有害物質の解毒のため、肝臓が酷使される

こうしたタバコの有害物質は、老化や病気につながる活性酸素を生み出す一因にもなります。「喫煙は活性酸素そのものを吸っている」といっていいほど、体には害ばかり。しかも**タバコを吸うと、ビタミンCやカロテンなど体の酸化を防ぎ、肝臓の健康にとっても大切な栄養素が失われてしまいます。**

喫煙は肺がんの原因の一つですし、その他、さまざまな病気のリスクも上げます。できるだけ早く禁煙することをおすすめします。

食後30分のごろ寝で、肝臓をいたわろう

◆横になったほうが、肝臓への血流がよくなる

「ごはんを食べて、すぐ横になると、牛になる」。食後すぐに横になるのは行儀が悪いと考えられたのでしょう。昔はしつけのため、こんなことをよく言われたものです。しかし**肝臓の健康のためには、**「**食後のごろ寝**」、**大いに結構**です。

なぜかというと、肝臓は大量に血液を必要とする臓器。**ゴロンと横になると、立ったり、座ったりしている姿勢よりも、肝臓への血流量が増える**からです

食事で摂った栄養素は小腸から、門脈という太い血管を通って肝臓に運ばれます。しかし門脈は血圧の低い静脈。低い血圧で大量の血液を肝臓に送り込むためには、重力の影響が最も少ない体を横にした状態がベスト。

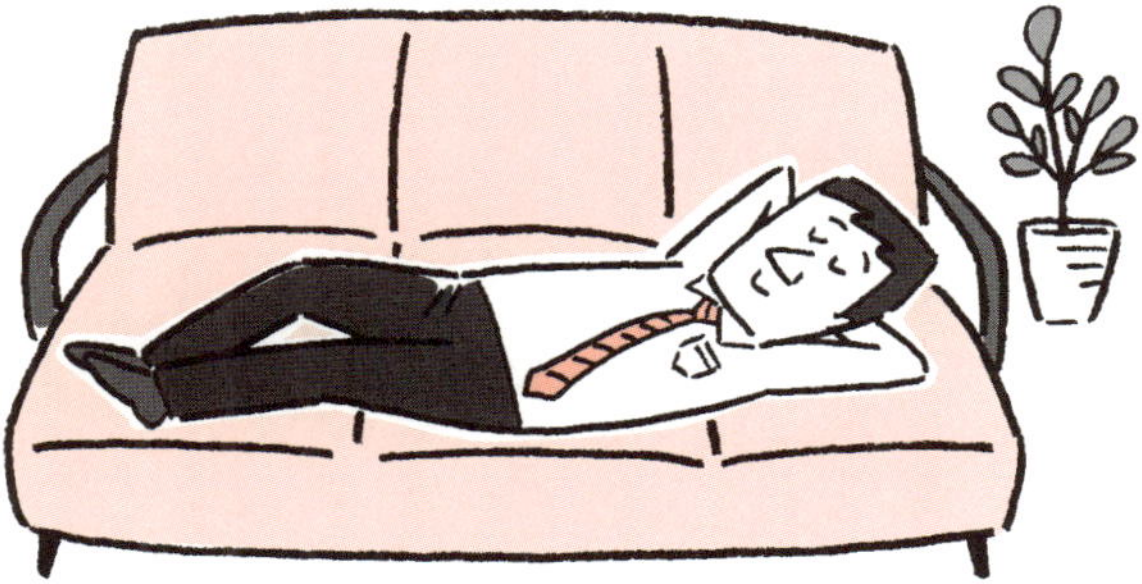

肝臓を流れる血液の量は、横になったときを100%とすると、立ち上がった姿勢で70%、歩くなど立った姿勢で運動をすると50%に下がってしまいます。

とくに食後は、食べ物を消化吸収する胃腸に血液がまわされるので、肝臓の血液が減ります。それをカバーするという意味でも、「食後のゴロ寝」はおすすめです。**横になるときは、仰向けの姿勢で30分間、できれば腹式呼吸を心がけると静脈の流れがスムーズに**なります。

昼食後など、ごろ寝が無理ならば、10分の足上げ昼寝でもOK

◆足を上げると下半身の血行がよくなり、肝臓の血流もアップ

「仕事をしているので、昼食後のごろ寝は難しい」という人も多いでしょう。ごろ寝が無理なときは、10分の足上げ昼寝をおすすめします。**足を上げてリラックスすると、下半身の血行がよくなり、肝臓にも血液が流れ込みやすくなります。**

昼寝で全身リラックスさせると、やはり肝臓に血液が流れやすくなります。**眠れなくても、10分間目を閉じて、全身の力を抜けばOK**です。仕事の緊張感から解放されて、副交感神経が優位になれば、肝臓も心も脳もリラックス&リフレッシュ。午後の仕事にも、より元気な状態で取り組めるでしょう。

〈10分の足上げ昼寝〉のやり方

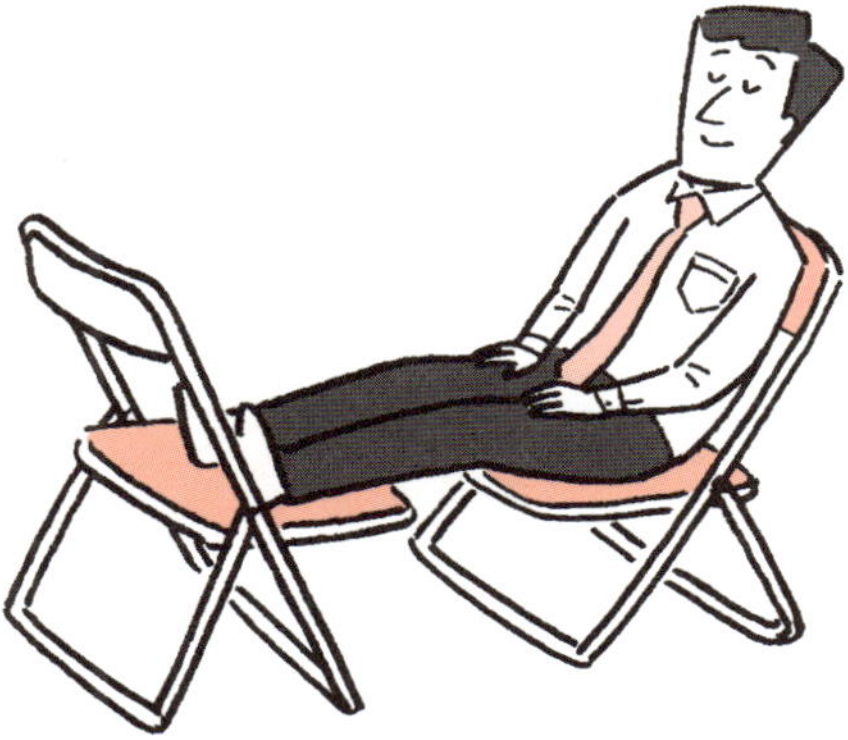

２つのいすを向かい合わせにして、一方に腰かけ、もう一方のいすの座面に両脚を乗せる

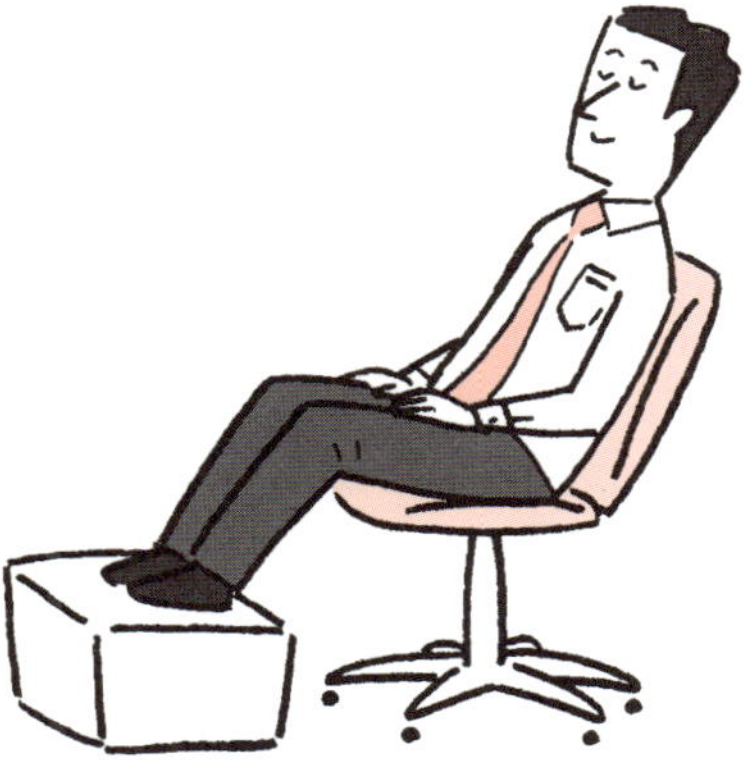

いすと高さ20～30㎝ぐらいの台を用意。いすに座って、台に両足をのせる

「今日は運動量が足りないかも」と思ったら、半身浴で汗をかこう

◆飲酒後は熱めのシャワーに、半身浴はNGです

脂肪肝やその予備軍の人に、食生活の見直しと運動が必須です。「運動が足りないかも」と思った日は、半身浴をするとよいでしょう。

半身浴をする前には、必ずコップ1杯の水を飲むこと。入浴で汗をかいて血液中の水分が少なくなると、血液がドロドロと濃くなって血栓ができやすくなる心配があります。

寒い時季など、お湯の温度が下がってしまうときは、少しずつお湯を足して38～40℃の湯温を維持してください。

またお酒を飲んだ後、「汗をかいて、アルコール分を体の外に出そう」と熱い

湯に長くつかるのは逆効果。脱水症状を起こす危険性があります。飲酒後は熱めのシャワーですばやく全身を温めて腎臓の働きを活発にし、アセトアルデヒドの排出を促しましょう。

〈半身浴〉のやり方

食事の直後、飲酒後の半身浴は避けましょう。

1　38～40℃の少しぬるいと感じるぐらいの湯を浴槽にためる。

2　みぞおちから指3本下の位置まで、お湯に5分間つかる。

3　浴槽から出て、体を洗う。

4　再度、5分間浴槽のお湯につかる。

5　浴槽から出て、洗髪をする。

6　最後にもう一度、5～10分間浴槽のお湯につかる。

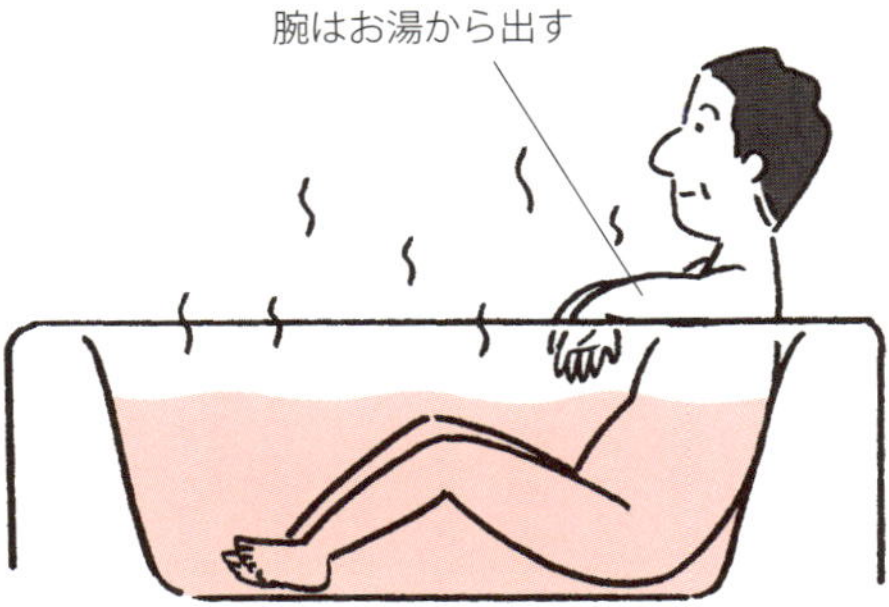

湯量が多いときは、いすなどを浴槽内に置いてもOK

自分なりのストレス解消法を持ち、質のよい睡眠をとろう

◆しっかりと寝ている人のほうが脂肪肝になりにくい

ストレスは万病のもと。どんな病気の発症にも、ストレスは大きく関わっています。ストレスがかかった状態だと、交感神経が優位になるので、肝臓への血流も悪くなると言えます。また人によっては、ストレスがあると食べ過ぎや飲み過ぎに走って、肝臓にダメージを与えてしまうこともあるでしょう。

しかし日常生活の中から、ストレスの全てを取り除くのは困難。自分なりのストレス解消法を持つとよいでしょう。

ストレスをためないためには、質のよい睡眠をとることも大事です。「睡眠時間が少なすぎると、脂肪が貯まりやすい」「しっかりと寝ている人のほうが脂肪

肝になりにくい」というデータもあります。

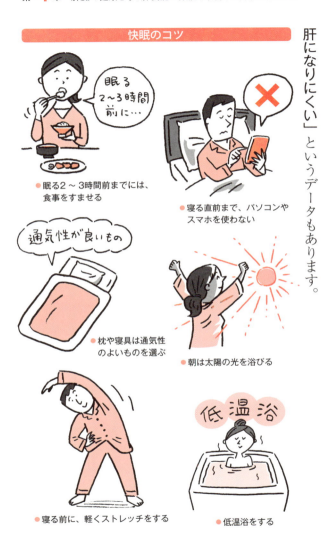

快眠のコツ

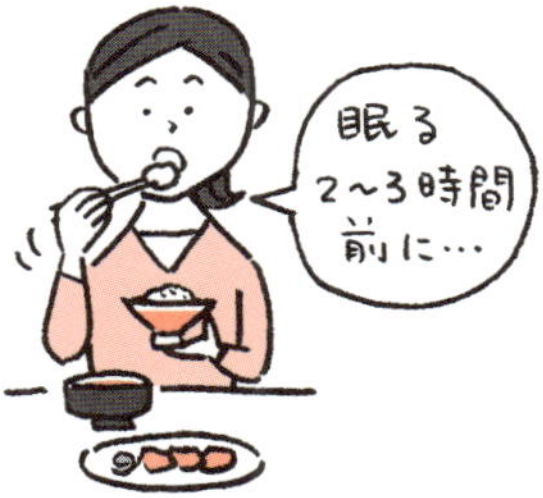

●眠る2 ~ 3時間前までには、食事をすませる

●寝る直前まで、パソコンやスマホを使わない

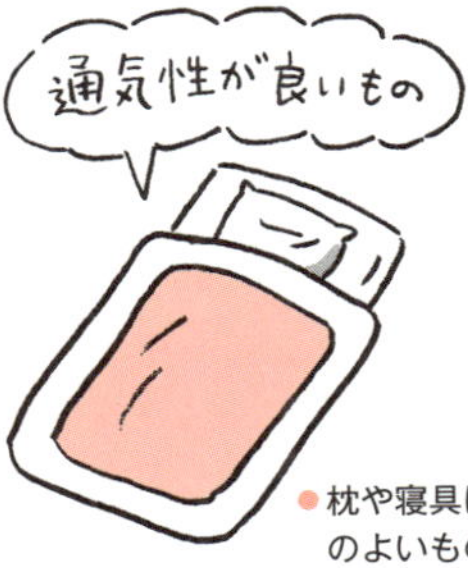

●枕や寝具は通気性のよいものを選ぶ

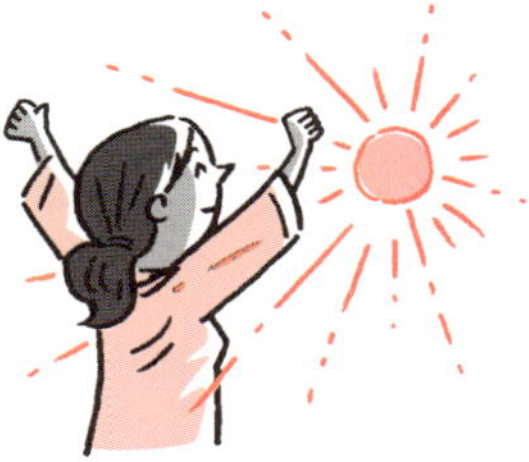

●朝は太陽の光を浴びる

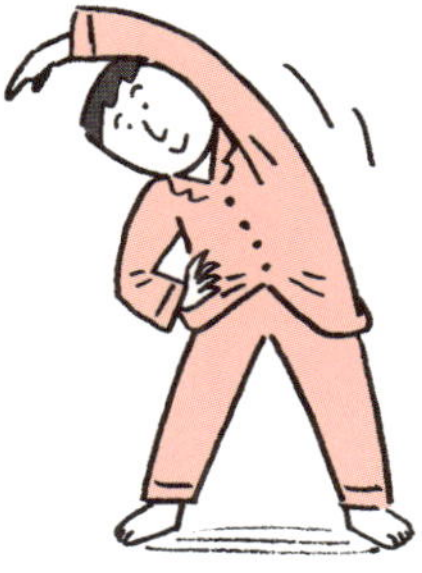

●寝る前に、軽くストレッチをする

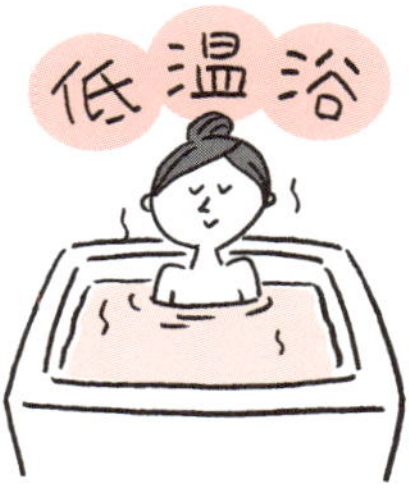

●低温浴をする

適度な運動を習慣にして、脂肪肝の予防&改善、ストレスを発散

◆疲れが残りにくい有酸素運動がおすすめ

適度な運動を習慣にして、体に悪いことは一つもありません。脂肪肝改善のためにも、またストレス発散のためにも、ぜひ体を動かしましょう。

運動には呼吸でたっぷりと酸素を取り込み、その酸素を使って、体の糖質や脂肪をゆっくりと消費する有酸素運動と、酸素を使わずにエネルギーを作り出す無酸素運動があります。

肝臓の健康にとってよいのは、有酸素運動です。有酸素運動は心肺機能を高め、全身の血液循環をよくするので、生活習慣病や肥満対策としても有効。無酸素運動のように筋肉に乳酸（疲労物質）がたまらないので、疲れが残りにくく、体へ

の負担も少なく、継続しやすいでしょう。
ジョギング、ウォーキング、水泳、エアロビクス、サイクリングなど、自分が毎日楽しく続けられるものであれば、運動の種類は何でもかまいません。

おすすめは有酸素運動

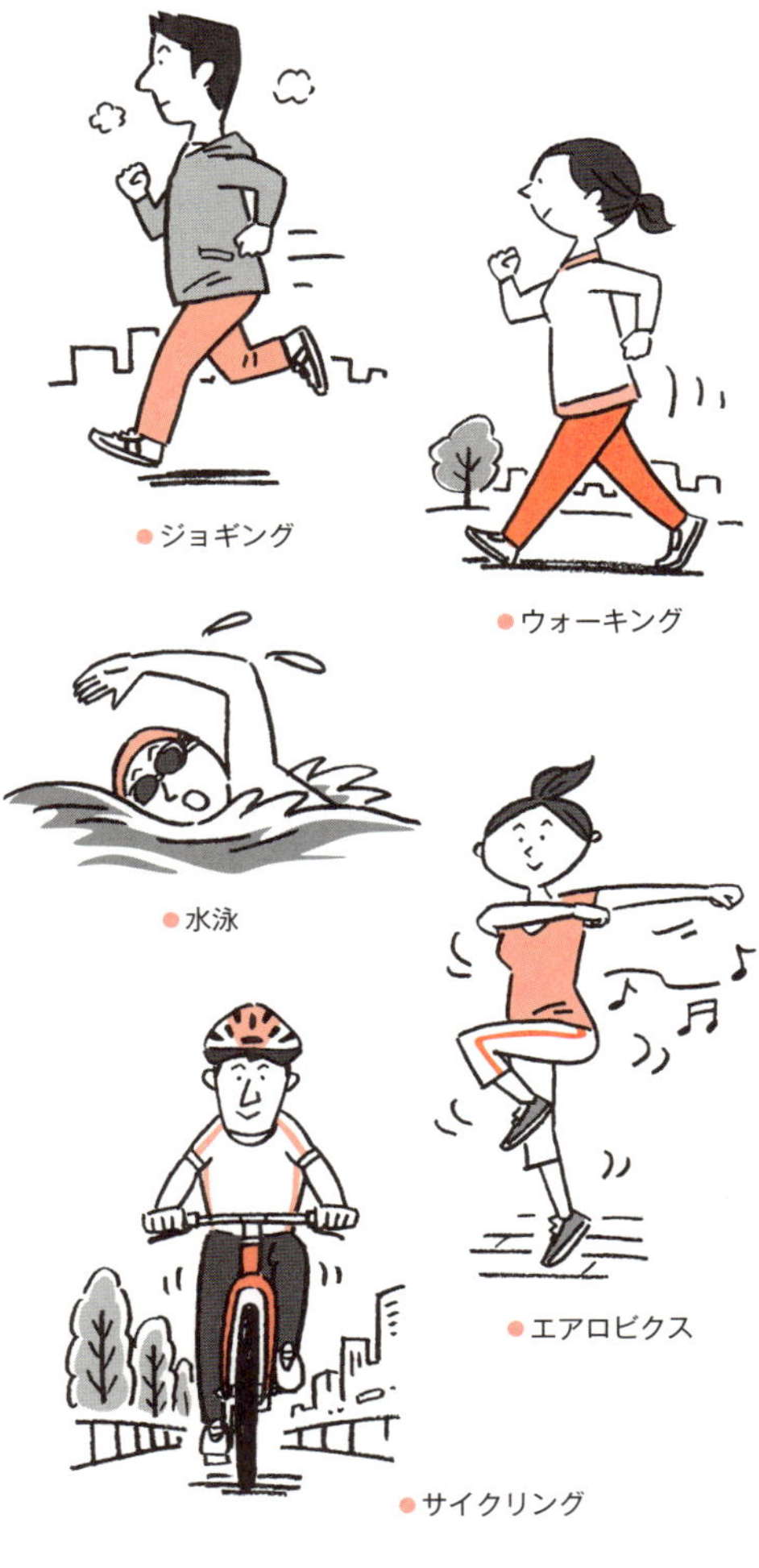
ジョギング
ウォーキング
水泳
エアロビクス
サイクリング

正しいフォームを意識して、しっかり歩くウォーキング

◆1日15分から始めて、1回30分以上を週3～4回を目標に

「有酸素運動がいいと言われても、学生時代以来、運動なんてしたことがない」という人は、まずウォーキングにチャレンジしてみるとよいでしょう。でも**ただ単純に歩くだけでは、ウォーキングという有酸素運動にはなりません。**正しいフォームを意識して、しっかりと手を振って歩きましょう。歩くペースを上げれば、ジョギングに近い効果が得られますが、**大事なのはまず15分間以上、休まずに歩き続けること**です。15分間歩き続けることに慣れたら、20分、25分と徐々に歩く時間を延ばして、最低1回30分以上を週3～4回を目標にしましょう。

「仕事が忙しくて、なかなか1日30分もまとめて時間を作れない」という人は、

通勤時に一駅分歩く、というやり方でもかまいません。「ウォーキングばかりでは飽きる」という人は、平日はウォーキング、週末はスポーツジムでエアロビクスやエアロバイクで汗を流すというのもいいですし、テニスやスカッシュなどを楽しむというのもいいでしょう。

◆「ながら歩き」では、運動効果がありません

ウォーキングで気をつけてほしいのが、途中で休まないこと。「犬の散歩のついでにウォーキング」では犬のペースで歩くことになりますし、排泄で足を止めることもあるでしょう。またいくらトータル30分歩いても、買い物などでちょこちょこ足を止めていては、運動効果はあまり期待できません。

15分間、30分間など、自分で決めた時間内は歩き続けるようにしてください。

泉　並木（いずみ　なみき）
武蔵野赤十字病院　院長
東京医科歯科大学医学部卒業後、同大学附属病院勤務を経て武蔵野赤十字病院へ。東京医科歯科大学医学部臨床教授、近畿大学医学部客員教授を兼務。1990年アルコール性肝障害における免疫機序解明の研究で医学博士取得。最新の遺伝子診断を取り入れた肝臓病治療は大きな成果を上げており、肝臓病に対する新治療に前向きに取り組んでいる。著書も多数。

装丁・デザイン／小口翔平＋永井里実（tobufune）
本文レイアウト・DTP／川名美絵子（主婦の友社）
イラスト／中村知史
校正／東京出版サービスセンター
構成・文／植田晴美
編集担当／三橋祐子（主婦の友社）

参考資料
『健康診断が楽しみになる!　肝機能を自分でらくらく改善する本』泉並木監修（主婦の友社）
『肝臓を食べ物、食べ方、生活法で強くする本』野村喜重郎監修（主婦の友社）

大丈夫《だいじょうぶ》!　何《なん》とかなります
肝機能《かんきのう》は改善《かいぜん》できる

平成30年9月10日　第1刷発行

監　修　泉《いずみ》　並木《なみき》
発行者　矢崎謙三
発行所　株式会社主婦の友社
〒101-8911　東京都千代田区神田駿河台2-9
電話　03-5280-7537（編集）
03-5280-7551（販売）
印刷所　大日本印刷株式会社

ISBN978-4-07-431361-7

■本書の内容に関するお問い合わせ、また、印刷・製本など製造上の不良がございましたら、
主婦の友社（電話03-5280-7537）にご連絡ください。
■主婦の友社が発行する書籍・ムックのご注文は、お近くの書店か、
主婦の友社コールセンター（電話0120-916-892）まで。
★お問い合わせ受付時間　月～金（祝日を除く）9：30～17：30
■主婦の友社ホームページ　http://www.shufunotomo.co.jp/